正常人体解剖学
速记歌诀

夏祥河　编著

U0273464

中国中医药出版社

·北　京·

图书在版编目（CIP）数据

正常人体解剖学速记歌诀/夏祥河编著．—北京：中国中
医药出版社，2016.1（2021.1重印）
ISBN 978-7-5132-3204-3

Ⅰ.①正…　Ⅱ.①夏…　Ⅲ.①人体解剖学－医学院校－
教材　Ⅳ.①R322

中国版本图书馆 CIP 数据核字（2016）第 044087 号

中国中医药出版社出版
北京经济技术开发区科创十三街 31 号院二区 8 号楼
邮政编码 100176
传真 010 64405721
廊坊市晶艺印务有限公司印刷
各地新华书店经销

*

开本 880×1230　1/64　印张 4.75　字数 144 千字
2016 年 1 月第 1 版　2021 年 1 月第 3 次印刷
书　号　ISBN 978-7-5132-3204-3

*

定价 24.00 元
网址　www.cptcm.com

如有印装质量问题请与本社出版部调换（010-64405510）
版权专有　侵权必究
社长热线　010 64405720
购书热线　010 64065415　010 64065413
微信服务号　zgzyycbs
书店网址　csln.net/qksd/
官方微博　http://e.weibo.com/cptcm
淘宝天猫网址　http://zgzyycbs.tmall.com

前　言

　　正常人体解剖学是一门研究正常人体形态结构的科学。学习正常人体解剖学的目的就在于理解和掌握人体形态结构的基本知识，为后续的基础医学和临床医学打下必备的形态学基础。实践证明，只有在正确认识和理解人体器官形态、结构的基础上才能明辨生理过程和病理现象；否则，无法辨别和判断正常与异常、生理与病理的区别，对临床认症、诊断及外科处置更是无从下手。

　　本书基于正常人体解剖学的名词繁多、内容僵板、难以记忆，为培养学生学习解剖学的兴趣，摆脱死记硬背的困惑，走一条记忆的捷径，将解剖学的有关内容以歌诀的形式加以整理编写，为医学生学习解剖学提供一种简便有效的记忆手段。

本书共计编写歌诀240首，配图165幅。正文注释以全国中医药行业高等教育"十二五"规划教材《正常人体解剖学》为蓝本。在文字上力求言简意赅、语趣、押韵、朗朗上口。内容上突出重点、难点，保持章节覆盖面。每首歌诀后附加必要的注释，大部分歌诀配以简图，力求培养学生学习解剖学的兴趣。经多年的教学实践，收到了很好的效果，备受学生欢迎。希望本歌诀能成为医学院校一线教师、医学生及临床医务工作者的好帮手。

歌诀是一种增强记忆的方法，在使用时绝不能忽视阅读教材、观察标本，遵循先理解再记忆原则。以歌诀形式概括解剖学知识难以概而全之，加之编写过程中受个人水平所限，不妥之处在所难免，恳请读者和同仁不吝指教。

编　者

2015 年 12 月

目　录

绪　论

1. 九大系统

呼吸泌消运，感神脉内生。

注释：

此歌诀以十个字概括了人体九大系统名称。

【呼吸】呼吸系统。　　　　【泌】泌尿系统。

【消】消化系统。　　　　　【运】运动系统。

【感】感觉器。　　　　　　【神】神经系统。

【脉】脉管系统。　　　　　【内】内分泌系统。

【生】生殖系统。

2. 人体解剖学姿势

标准姿势仨向前，两眼掌心和足尖。

注释：

此歌诀说明人体标准姿势的特点。

【标准姿势仨向前，两眼掌心和足尖】人体解剖学姿势，又称为标准姿势，有三个向前是记忆要点，即两眼向前平视、掌心向前和足尖向前。

3. 轴

冠轴屈伸矢收展，围绕垂直是旋转。

注释：

为了方便描述人体结构的运动，假想出穿过人体的 3 种轴，即冠状轴、矢状轴和垂直轴。此歌诀说明了这 3 种轴的作用（图绪 –1）。

【冠轴屈伸】围绕冠状轴所做的运动是屈和伸。

【矢收展】围绕矢状轴所做的运动是收和展。

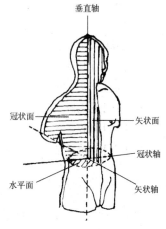

图绪 –1　人体轴和切面术语

2

【围绕垂直是旋转】围绕垂直轴（或器官长轴）所做的运动是旋转。

4. 人体切面术语

冠状面，行左右，纵切人体为前后。
矢状面，行前后，纵切人体为左右。
正中矢状行中间，均分人体左右边。
水平切面横切面，分开人体上下段。
注释：
此歌诀说明经过人体的三种切面（图绪－1）。

【冠状面，行左右，纵切人体为前后】冠状切面从左右方向经过人体，将人体纵切为前后两部分。

【矢状面，行前后，纵切人体为左右】矢状切面从前后方向经过人体，将人体纵切为左右两部分。

【正中矢状行中间，均分人体左右边】正中矢状切面从前后方向经过人体正中间，将人体纵切为左右完全均等的两部分。

【水平切面横切面，分开人体上下段】水平切面又叫横切面，从水平方向将人体结构分为上下两段。

第一章　运动系统

5. 运动系统组成

运动系统三方面，骨骼肌骨骨相连。

注释：

此歌诀说明运动系统的
三大组成部分（图1-1）。

【运动系统三方面，骨
骼肌骨骨相连】运动系统由
三方面组成，即骨骼肌、骨
和骨连结（骨相连）。

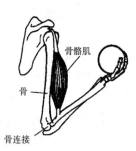

骨骼肌

骨

骨连接

图1-1　运动系统组成

6. 骨的形态

长骨一体两端，扁骨形态扁板。

短骨短小立方，不规则骨多样。

注释：

骨在形态上可分成四类，即长骨、短骨、扁骨和不规则骨（图1–2）。

【长骨一体两端】长骨呈管状，有一体两端；

【扁骨形态扁板】扁骨形态呈扁板状；

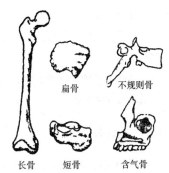

扁骨　　不规则骨

长骨　　短骨　　含气骨

图1–2　骨的形态

【短骨短小立方】短骨比较短小呈立方状；

【不规则骨多样】不规则骨形态多样。

7. 躯干骨计数

躯干骨数五十一，骶骨尾骨胸各一。

颈胸腰椎二十四，十二对肋全凑齐。

注释：

此歌诀叙述躯干骨的总数和各部分的数目。

【躯干骨数五十一】躯干骨总数共计51块。

【骶骨尾骨胸各一】骶骨、尾骨、胸骨各 1 块。

【颈胸腰椎二十四】颈椎 7 块、胸椎 12 块和腰椎 5 块，共计 24 块。

【十二对肋全凑齐】加上 12 对（24 块）肋，51 块躯干骨的总数就凑齐了。

8. 一般颈椎

椎体小，椎孔大，棘突短小末分叉。
上下关节面水平，椎体钩把椎体挂。
最大特点横突孔，识别颈椎辨认它。
注释：
此歌诀叙述一般颈椎的特点（图 1-3）。

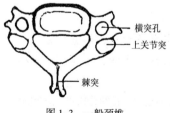

图 1-3　一般颈椎

【椎体小，椎孔大】颈椎的椎体承重较轻，体积较小，椎孔内行走的脊髓较粗，椎孔较大。

【棘突短小末分叉】颈椎的棘突较短，末端分叉。

【上下关节面水平】颈椎的上下关节突的关节面基本位于水平面，便于颈椎做水平旋转。

【椎体钩把椎体挂】3～7颈椎椎体的侧上缘有椎体钩，挂在相应上一位椎骨体的下缘，构成钩椎关节。

【最大特点横突孔，识别颈椎辨认它】颈椎与其他椎骨最明显的区别就是颈椎上有横突孔。

9. 三个特殊颈椎

寰椎环形无椎体，枢椎指状一突起。
隆椎棘长不分叉，颈部前屈可触及。
注释：
3块特殊颈椎，即第1颈椎（又叫寰椎）、第2颈椎（又叫枢椎）和第7颈椎（又叫隆椎）（图1-4）。

【寰椎环形无椎体】寰椎呈环形，没有椎体和棘突，由前弓、后弓和两个侧块构成。

7

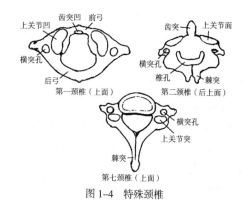

图 1-4　特殊颈椎

【枢椎指状一突起】枢椎最明显的特点是在椎体上伸出一指状突起，叫齿突。

【隆椎棘长不分叉，颈部前屈可触及】隆椎的棘突特别长，末端变厚不分叉，当颈部前屈时在颈后的皮下可触及。

10．胸椎

胸椎体侧横突尖，均有肋凹与肋连。

棘突倾斜叠瓦状，上下关节冠状面。

注释：

此歌诀叙述了胸椎的特点(图1-5)。

【胸椎体侧横突尖，均有肋凹与肋连】在胸椎体侧面后方的上下缘和横突末端的前面，分别有椎体肋凹和横突肋凹与肋相连。

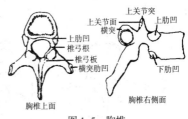

图 1-5　胸椎

【棘突倾斜叠瓦状】棘突向后下方倾斜呈叠瓦状。

【上下关节冠状面】上下关节突的关节面基本位于冠状面上。

11. 腰椎

腰椎体大棘突板，负重扭转护间盘。
前屈后伸幅度大，上下关节矢状面。

注释：

此歌诀叙述了腰椎的形态结构特点（图1-6）。

【腰椎体大棘突板，负重扭转护间盘】腰椎椎体大，棘突呈板状，承受较大的体重。在负重扭腰时应当注意保

9

护腰椎间盘。

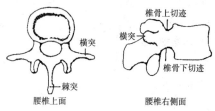

图 1-6　腰椎

【前屈后伸幅度大，上下关节矢状面】腰椎上下关节突的关节面位于矢状面上，可使腰部作较大幅度的前屈和后伸动作。

12. 骶骨

五块骶椎骨化成，状如倒置三角形。
外侧连髋构骨盆，上承腰椎载体重。
前后各有四对孔，中通骶管神经行。
骶管麻醉骶裂孔，八髎腧穴对后孔。
注释：
此歌诀叙述了骶骨的简要结构和临床意义（图1-7）。

【五块骶椎骨化成，状如倒置三角形】正常成人的骶骨是由5块骶椎骨化而成，形状如同倒置的三角形。

【外侧连髋构骨盆，上承腰椎载体重】外侧借骶骨耳状面与髋骨耳状面形成的骶髂关节连结成骨盆。骶骨上部承接腰椎负载体重。

【前后各有四对孔，中通骶管神经行】

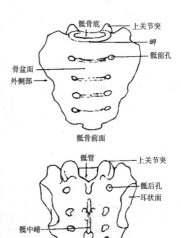

图1-7　骶骨

骶骨的前面有四对骶前孔，后面有四对骶后孔，与骶骨中央的骶管相通，其中分别有骶前神经和骶后神经穿行。

【骶管麻醉骶裂孔，八髎腧穴对后孔】临床上进行骶管裂孔麻醉时，麻药由骶管裂孔注入；针灸学中的八髎穴与四对骶后孔相对应。

13. 胸骨

胸骨柄体与剑突，侧连七肋与锁骨。

柄体相交胸骨角，侧平二肋可计数。

注释：

此歌诀叙述了胸骨的分部、连结结构和临床意义（图
1-8）。

【胸骨柄体与剑突，侧连七肋与锁骨】胸骨从上到下
依次可分为胸骨柄、胸骨体和剑突三部分。胸骨的侧面连结上七对肋软骨和锁骨。

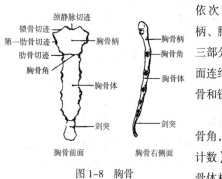

图 1-8　胸骨

【柄体相交胸骨角，侧平二肋可计数】胸骨柄与胸骨体相交接处形成略向前突起的胸骨角，胸骨角侧面平对第二肋软骨，是临床上计数肋骨的标志。

14. 肋

十二对肋形似弓，围成胸廓状如笼。

真假浮肋细辨认，血管神经肋沟行。

注释：

此歌诀叙述了肋的数目、分类及形态结构（图 1-9）。

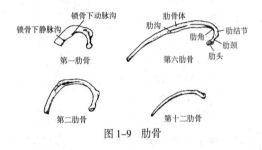

图 1-9　肋骨

【十二对肋形似弓，围成胸廓状如笼】12 对弓形的肋
与胸骨、12 块胸椎共同围成笼状的胸廓。

【真假浮肋细辨认，血管神经肋沟行】肋根据其前端
连结的部位的不同分为：真肋（上 7 对，借助肋软骨与胸
骨相连结）、假肋（第 8～10 对，借助肋软骨依次与上
一位肋软骨相连结）和浮肋（第 11～12 对，前端游离）。

肋沟内有血管和神经行走。

15. 上肢骨

上肢骨，六四块，
带骨自由要分开。
两侧对称成双对，
锁胛肱尺桡手排。

注释：

此歌诀叙述了上肢骨的总
数、分类及连结顺序（图1-10）。

【上肢骨，六四块，带骨自
由要分开】上肢骨共有 64 块，
分为上肢带骨和自由上肢骨。

【两侧对称成双对，锁胛肱
尺桡手排】上肢骨两侧对称，每
一种骨都是成对。其连结顺序从
近端到远端依次是锁骨、肩胛骨、
肱骨、前臂骨（内侧为尺骨、外
侧为桡骨）和手骨（腕骨、掌骨

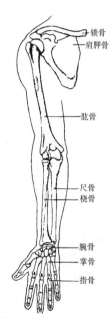

锁骨
肩胛骨

肱骨

尺骨
桡骨

腕骨
掌骨
指骨

图 1-10　上肢骨（前面）

14

和指骨）。

16. 锁骨

锁骨上外连胸前，支撑肩胛向后弯。

动脉臂丛下方过，上肢运动更灵活。

注释：

此歌诀叙述了锁骨的位置、形态特点及临床意义（图1–11）。

【锁骨上外连胸前，支撑肩胛向后弯】锁骨位于胸廓的外上方，内侧端连结胸骨，外侧端向后弯曲支撑肩胛骨离开胸廓。

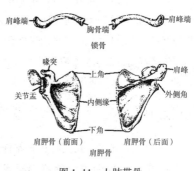

图 1–11　上肢带骨

【动脉臂丛下方过，上肢运动更灵活】锁骨下动脉和臂丛神经从锁骨下方经过，锁骨具有保护这些结构的作用。支撑肩胛骨离开胸廓，继而使上肢活动更加灵活。

17. 肩胛骨

肩胛三角形扁骨，二七肋间在背部。

两面三角和三缘，冈峰窝盂及喙突。

注释：

此歌诀叙述了肩胛骨的形态、部位及结构（图 1-11）。

【肩胛三角形扁骨，二七肋间在背部】肩胛骨是呈三角形的扁骨，位于背部外上方，介于第 2 ~ 7 肋之间。

【两面三角和三缘】肩胛骨有前、后两个面；上、下和外侧三个角；上、内侧和外侧三个缘。

【冈峰窝盂及喙突】肩胛骨上的主要结构有肩胛冈、肩峰、关节盂、窝（肩胛下窝、冈上窝、冈下窝）和喙突。

18. 肱骨

肱骨上有三个沟，上中下部仔细搜。

肱骨头大弯向内，结节颈嵴成对留。

骨干中外有粗隆，下端滑车和小头。

两髁体表可触及，冠突鹰嘴两窝收。

注释:

肱骨上的结构较多，此歌诀就此进行了归类总结（图1-12）。

【肱骨上有三个沟，上中下部仔细搜】在肱骨的体、上端和下

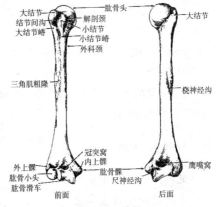

图 1-12 肱骨

端共有三个沟，即上端有结节间沟；体的中部有桡神经沟；下端有尺神经沟。

【肱骨头大弯向内】肱骨头朝向内侧，借此可以很快分辨出肱骨的内、外侧。

【结节颈嵴成对留】肱骨上的结节、颈和嵴都是成对的，即大结节、小结节；解剖颈、外科颈；大结节嵴、小结节嵴。

【骨干中外有粗隆】肱骨干的中部外侧有一个三角肌粗隆。

【下端滑车和小头】在肱骨下端的内侧有肱骨滑车，外侧有肱骨小头。

【两髁体表可触及】肱骨下端有内上髁、外上髁，在体表可以触摸到。

【冠突鹰嘴两窝收】肱骨下端前方有较小的冠突窝，后方有较大的鹰嘴窝。

19. 桡骨和尺骨

里尺外桡，头迹颠倒。

头迹对应，位置牢靠。

上承肱骨，配合巧妙。

下邻手骨，桡腕独好。

注释：

此歌诀就尺骨和桡骨的位置关系、毗邻关系和结构进行了对比、叙述。

【里尺外桡】尺骨位于前臂的内侧，桡骨位于前臂的外侧（图1-13）。

【头迹颠倒】"头"指尺骨头和桡骨头，两"头"上下颠倒，即桡骨头在上，尺骨头在下；"迹"指桡切迹和

18

尺切迹，两"迹"内外和上下颠倒，即桡切迹（尺骨上）在上，尺切迹（桡骨上）在下。

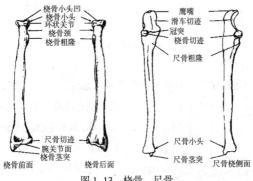

图 1-13　桡骨、尺骨

【头迹对应，位置牢靠】桡骨头对应（尺骨上的）桡切迹，尺骨头对应（桡骨上的）尺切迹，使桡、尺骨位置相对稳定。

【上承肱骨，配合巧妙】桡、尺骨上端承接肱骨，其中桡骨上的上关节凹对应肱骨小头；尺骨上的滑车切迹、鹰嘴和冠突分别对应肱骨上的肱骨滑车、鹰嘴窝和冠突窝。当肘关节作屈伸运动时，肱骨、桡骨和尺骨配合巧妙。

19

【下邻手骨，桡腕独好】桡、尺骨下端对接手骨的腕骨部分，只是桡骨与腕骨构成关节。

20. 腕骨

舟月三角豆，大小头状钩。

注释：

此歌诀是一首由解剖学界前人总结出言简意赅的歌诀，记述的是手腕骨的排列和名称，本书中给以收录（图1-14）。

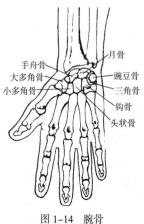

手舟骨
大多角骨
小多角骨

月骨
豌豆骨
三角骨
钩骨
头状骨

图1-14　腕骨

【舟月三角豆，大小头状钩】腕骨分布成近侧列和远侧列两列，其中近侧列从外向内依次为手舟骨、月骨、三角骨和豌豆骨；远侧列从外向内依次为大多角骨、小多角骨、头状骨和钩骨。

21. 掌骨

一二三四五，从外向内数。

近侧底连腕，握拳头露出。

注释：

此歌诀叙述的是 5 块掌骨的名称、排列和结构（图 1-14）。

【一二三四五，从外向内数】掌骨共有 5 块，从外向内分别是第 1、2、3、4、5 掌骨。

【近侧底连腕，握拳头露出】掌骨有一体两端，近侧端叫底，与腕骨相连；远侧端叫头，当握拳时，头在体表可以触及。

22. 下肢骨数目

自由带骨六十二，相比上肢少两块。

注释：

此歌诀叙述的是下肢骨的数目以及在数目上与上肢骨的差别（图 1-15）。

【自由带骨六十二，相比上肢少两块】下肢骨跟上肢

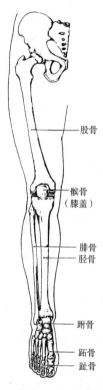

图1-15 下肢骨

骨一样也分为自由骨和带骨两部分，下肢骨共计62块，上肢骨共计64块。

23. 髋骨

成年三骨为一体，
各种标志分开记。
一个窝孔线梳嵴，
髋臼髂翼髂隆起。
两面联合耳切迹，
三个结节三支体。
五个棘，要找齐，
前后上下坐骨棘。

注释：

髋骨上的结构繁杂，幼年时期、成年时期在结构上还有不同。此歌诀对此进行了记述和归类（图1-16）。

【成年三骨为一体】幼年时期的髋骨由髂骨、耻骨和坐骨三部分

股骨

髌骨（膝盖）

腓骨
胫骨

跗骨

跖骨
趾骨

骨借助软骨在髋臼处相连形成，成年以后软骨骨化，三骨合成一块髋骨。

【各种标志分开记】髋骨上的骨性标志很多，可以分类记忆，即单个的结构归为一、另外根据结构名称后面字的异同分别归为两个、三个和五个来记忆。

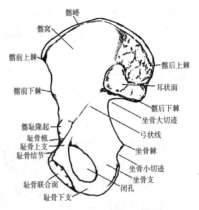

图 1-16　髋骨

【一个窝孔线梳嵴，髋臼髂翼髂隆起】单个的结构（归为一）有：髂窝、闭孔、弓状线、耻骨梳、髂嵴、髋臼、髂骨翼和髂耻隆起。

【两面联合耳切迹】两个的结构（归为二，即两个面、两个迹）有：耻骨联合面、耳状面、坐骨大切迹、坐骨小切迹。

【三个结节三支体】三个的结构（归为三，即三个结节、三个支、三个体）有：髂结节、耻骨结节、坐骨结节、

23

耻骨上支、耻骨下支、坐骨支、髂骨体、耻骨体、坐骨体。

【五个棘，要找齐，前后上下坐骨棘】五个的结构（归为五，即五个棘）有：髂前上棘、髂前下棘，髂后上棘、髂后下棘和坐骨棘。

24. 股骨

股占身高四分一，
颈干角使头向里。
大小转子间线嵴，
髌面四髁间窝齐。

注释：

此歌诀叙述了股骨的结构特点和股骨上结构的名称（图1–17）。

【股占身高四分一】股骨是人体最长的骨，其长度约占身高的1/4。

【颈干角使头向里】颈干角向内呈130度，股

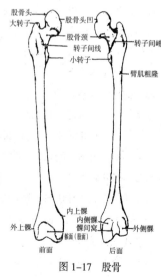

股骨头
大转子
股骨头凹
股骨颈
转子间线
小转子
转子间嵴
臀肌粗隆

内上髁
外上髁
内侧髁
髌面间窝
髌面（膝面）
外侧髁
前面
后面

图 1–17　股骨

骨头弯向内，借此可很快分辨出骨面的内外。

【大小转子间线嵴】大转子、小转子、转子间线（前）、转子间嵴（后）。

【髌面四髁间窝齐】髌面、内侧髁、外侧髁、内上髁、外上髁、髁间窝。

25. 小腿骨

胫骨粗，多干活，
腓骨细长外辅佐。
胫与股，髁对髁，
髁间隆起对间窝。
胫骨粗隆腓骨头，
内外两踝能触摸。

注释：

此歌诀叙述了小腿骨中胫、腓骨之间的生理关系及其结构（图1-18）。

【胫骨粗，多干活，腓骨细长外辅佐】每侧小腿骨

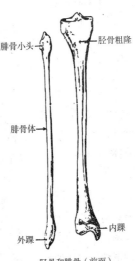

胫骨和腓骨（前面）

图1-18 小腿骨

共两块，胫骨居内而粗壮，是小腿主要的负重骨，腓骨居外而细长，辅助胫骨支撑体重。

【胫与股，髁对髁，髁间隆起对间窝】胫骨上承股骨，胫骨上的内侧髁、外侧髁和髁间隆起分别对应股骨的内侧髁、外侧髁和髁间窝。

【胫骨粗隆腓骨头，内外两踝能触摸】胫骨粗隆、腓骨头、内踝和外踝在体表均可触及。

26. 跗骨

上距下跟后出头，内中外楔骰内舟（一二三楔骰内舟）。

注释：

此歌诀是一首由解剖学界前人总结出的言简意赅的歌诀，记述的是足跗骨的排列和名

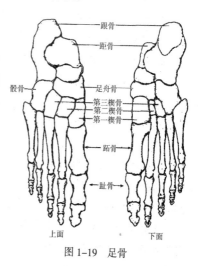

图 1-19 足骨

26

称，本书中给予收录（图 1-19）。

【上距下跟后出头】距骨排列在跟骨的上方，跟骨的跟结节突向后方。

【内中外楔骰内舟（一二三楔骰内舟）】三块楔骨由内向外排列分别为内侧楔骨、中间楔骨和外侧楔骨（又可分别称作第一、第二和第三楔骨）；而骰骨位于楔骨的后外侧，以上各骨与距、跟骨把足舟骨围在中间。

27. 脑颅骨

额枕蝶筛数各一，顶颞成双八块齐。

注释：

此歌诀叙述了脑颅骨的组成和数目（图 1-20）。

【额枕蝶筛数各一，顶颞成双八块齐】脑颅骨共有 8 块，其中额骨、枕骨、蝶骨、筛骨分别是一块；顶

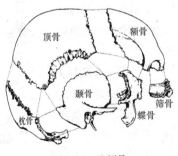

图 1-20　脑颅骨

骨、颧骨分别是两块。

28. 面颅骨

上颌居中位，外颧上鼻泪。

下颌舌在下，犁腭后甲内。

注释：

此歌诀叙述了面颅骨的组成和各骨之间的位置关系（图1-21）。

【上颌居中位】在面颅骨中，上颌骨位居中央，除舌骨以外，其余各面颅骨都与上颌骨相连。

【外颧上鼻泪】颧骨位于上颌骨的外侧，鼻骨和泪骨位于上颌骨的上方。

【下颌舌在下】下

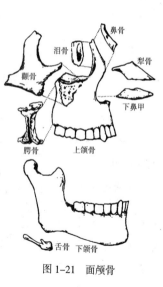

图1-21 面颅骨

28

颌骨在上颌骨的下方，舌骨在下颌骨的下方（下颌骨与喉之间）。

【犁腭后甲内】犁骨和腭骨位于上颌骨的后方，下鼻甲骨位于上颌骨的内侧。

29. 面颅骨数目

面颅单双共十五，单块犁舌下颌骨。
上颌鼻泪腭颧甲，各骨都是成对数。
注释：
此歌诀叙述了面颅骨的总数和各组成骨的数目。

【面颅单双共十五】面颅骨共有 15 块，有单块骨和成对骨之分。

【单块犁舌下颌骨】单块的有：犁骨、舌骨和下颌骨。

【上颌鼻泪腭颧甲，各骨都是成对数】2 块的有：上颌骨、鼻骨、泪骨、腭骨、颧骨和下鼻甲骨。

30. 下颌骨

两支一体似马蹄，支上突起与切迹。
下颌牙槽下颌角，一管两孔通骨里。

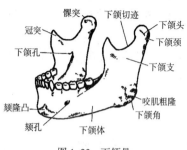

图 1-22　下颌骨

注释:

此歌诀叙述了下颌骨的形态特点和结构（图 1-22）。

【两支一体似马蹄，支上突起与切迹】下颌骨形状似马蹄形，有一体（下颌体）和两支（两侧的下颌支）。在下颌支上端的两侧分别有冠突和髁突（分为下颌头和下颌颈），两突之间有下颌切迹。

【下颌牙槽下颌角】下颌体上有容纳下颌牙的下颌牙槽，在下颌体与下颌支移行处形成下颌角。

【一管两孔通骨里】在同侧的下颌体和下颌支上分别有颏孔和下颌孔，两孔之间连接着行走在下颌骨内部的下颌管。

31. 颅盖骨整体观

矢冠人字三条缝，还有额前一眉弓。

注释：

此歌诀叙述了颅盖骨的结构特点（图1-23）。

【矢冠人字三条缝，还有额前一眉弓】颅盖

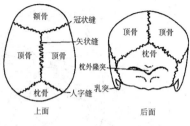

图1-23　颅盖骨

骨的整体观，可以看到三条缝（矢状缝、冠状缝和人字缝）和一个弓（眉弓）。

32. 颅底内面整体观

前中后，三个窝，阶梯排列脑承托。

管裂孔穴穿结构，建立颅外之联络。

注释：

此歌诀叙述了颅底内面整体观的结构功能（图1-24）。

【前中后，三个窝，阶梯排列脑承托】颅底内面整体观可见到由前往后呈阶梯状排列的三个窝，分别是颅前窝、颅中窝和颅后窝，其作用是承托脑。

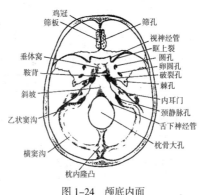

图 1-24　颅底内面

【管裂孔穴穿结构，建立颅外之联络】窝内的管道、裂隙和孔穴，是脑与外界联系的通道。

33. 颅底内面结构

筛板筛孔和鸡冠，中窝圆卵棘两边。

蝶骨体上垂体窝，破裂孔在鞍外面。

视神经管眶裂前，中动脉沟两侧延。

后窝大孔中央坐，舌下颈孔耳门侧。

前斜坡，后脑窝，横乙窦沟后外过。

32

注释：

此歌诀叙述了颅底内面观各结构的具体位置（图1-24）。

【筛板筛孔和鸡冠】在颅前窝中的主要结构有筛板、筛孔和鸡冠。

【中窝圆卵棘两边】在颅中窝两侧有三对孔，从前往后依次为圆孔、卵圆孔和棘孔。

【蝶骨体上垂体窝，破裂孔在鞍外面】蝶骨体的上面中央部为垂体窝，垂体窝的后方有鞍背，鞍背的外下方有破裂孔。

【视神经管眶裂前】视神经管、眶上裂位于垂体窝的前方。

【中动脉沟两侧延】脑膜中动脉沟从棘孔处向两侧延伸。

【后窝大孔中央坐，舌下颈孔耳门侧】颅后窝的中央有枕骨大孔，在枕骨大孔的两侧，从内向外依次有舌下神经管、颈静脉孔和内耳门。

【前斜坡，后脑窝，横乙窦沟后外过】在枕骨大孔的前方有一斜坡，在枕骨大孔的后方有一小脑窝。横窦沟和乙状窦沟在枕骨大孔的后外方行走，止于颈静脉孔。

34．十二对脑神经出入颅的位置

一筛孔，二视管，眶上动滑展五眼。

上颌圆，下颌卵，七八内耳门内穿。

面神经过茎乳孔，展示表情控制脸。

舌咽迷走副颈孔，十二神经舌下管。

注释：

此歌诀叙述了十二对脑神经在颅底出、入颅的位置。

【一筛孔，二视管】第Ⅰ对嗅神经从颅前窝的筛孔入颅；第Ⅱ对视神经从颅中窝的视神经管入颅。

【眶上动滑展五眼】第Ⅴ对三叉神经分为三支，即眼神经、上颌神经和下颌神经。在颅中窝眶上裂内出、入颅的神经有第Ⅲ对动眼神经、第Ⅳ对滑车神经、第Ⅵ对展神经和第Ⅴ对三叉神经的眼神经。

【上颌圆，下颌卵】第Ⅴ对三叉神经的上颌神经从颅中窝的圆孔入颅，第Ⅴ对三叉神经的下颌神经从颅中窝的卵圆孔出、入颅。

【七八内耳门内穿】第Ⅶ对面神经和第Ⅷ对前庭蜗神

经一起从颅后窝的内耳门穿过。其中第Ⅷ对前庭蜗神经是自内耳发出，经内耳门入颅；第Ⅶ对面神经还穿经颅骨内的面神经管（其下端开口是茎乳孔）。

【面神经过茎乳孔，展示表情控制脸】第Ⅶ对面神经途经面神经管，在颅底的茎乳孔出、入颅，其特殊内脏运动纤维成分支配面部表情肌做出各种表情。

【舌咽迷走副颈孔，十二神经舌下管】第Ⅸ对舌咽神经、第Ⅹ对迷走神经和第Ⅺ对副神经从颅后窝的颈静脉孔出、入颅；第Ⅻ对舌下神经从颅后窝的舌下神经管出颅。

35. 骨性鼻腔

两口四壁及中隔，三甲三道和隐窝。
连通旁窦鼻泪管，上颌窦腔较独特。
注释：
此歌诀叙述了骨性鼻腔的结构特点、构成以及与鼻旁窦、鼻泪管的关系（图1-25、图1-26）。

【两口四壁及中隔】骨性鼻腔有前、后两个口，其中前口通外界，后口通咽部；有上、下和两侧四个壁；中间有一骨性鼻中隔分鼻腔成左右两个腔。

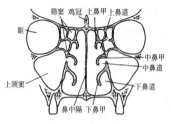

图 1-25　骨性鼻腔（冠状面）

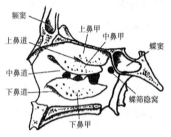

图 1-26　骨性鼻腔（矢状面）

【三甲三道和隐窝】在骨性鼻腔的侧壁上有三对鼻甲（上鼻甲、中鼻甲和下鼻甲）；三对鼻道（上鼻道、中鼻道和下鼻道）；后上方有一个隐窝（蝶筛隐窝）。

【连通旁窦鼻泪管，上颌窦腔较独特】四对鼻旁窦和鼻泪管都与骨性鼻腔相通，其中额窦、上颌窦和筛窦的前、中组均开口于中鼻道，筛窦的后组开口于上鼻道，蝶窦开口于蝶筛隐窝；鼻泪管开口于下鼻道。在四对鼻旁窦中，额窦、筛窦和蝶窦均是窦底在上，窦口在下，只有上颌窦是窦底在下，窦口在上，比较独特，所以在直立时上颌窦不易引流，易出现炎性改变。

36

36. 翼点（翼区）

翼点位于颅颞窝，额顶颞蝶结缝合。

内行脑膜中动脉，此处脆弱易骨折。

注释：

翼点（区）是很重要的解剖学结构，此歌诀叙述了翼点的位置、构成和临床意义（图1-27）。

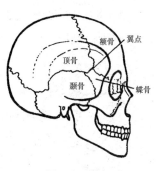

图 1-27　翼点

【翼点位于颅颞窝，额顶颞蝶结缝合】翼点位于颅侧面的颞窝区，是由额顶颞蝶四骨靠结缝连结而成的"H"形结构。

【内行脑膜中动脉，此处脆弱易骨折】在翼点的内面有脑膜中动脉的前支经过，翼点的结缝连结比较薄弱，当受到外力冲击时，易发生骨折而伤及该动脉引起颅内血肿。

37. 新生儿颅骨特点

身长颅骨四比一，骨间颅囟须留意。
前岁半，后仨月，外侧囟门早早闭。

注释：

新生儿颅骨有其独特之处，此歌诀叙述了其特点及颅囟闭合时间（图 1-28）。

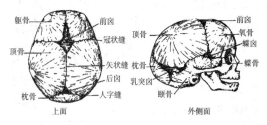

图 1-28 新生儿颅骨

【身长颅骨四比一】新生儿的身长与颅骨之间的比例是 4/1。

【骨间颅囟须留意】新生儿的颅没有骨化完全，颅盖骨之间有借助软骨膜连结的颅囟，在新生儿护理、体检时须特别留意新生儿颅的这种特点。

38

【前岁半，后仨月，外侧囟门早早闭】前囟在出生后1岁半左右闭合；后囟在出生后3个月左右闭合；前外侧囟和后外侧囟在出生后不久即闭合。

38.关节

主要结构囊腔面，辅助结构唇带盘。

运动围绕各轴转，屈伸收展旋环转。

注释：

此歌诀叙述了关节（间接连结）的主要和辅助结构及其运动形式（图1-29）。

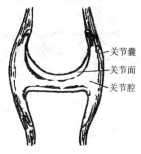

关节囊
关节面
关节腔

【主要结构囊腔面，辅助结构唇带盘】关节的主要结构有关节囊、关节腔和关节面；辅助结构有关节唇、韧带和关节盘。

图1-29　关节的基本结构

【运动围绕各轴转，屈伸收展旋环转】关节可围绕冠状轴、矢状轴和垂直轴作运动：屈、伸、收、展、旋转和环转。

39

39. 椎间盘

间盘连结椎体间，纤维坚韧髓核软。
连结缓冲和运动，腰部劳损病常见。
注释：
此歌诀叙述了椎间盘的位置、结构、功能（图1-30）。

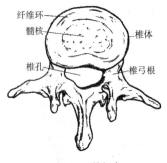

纤维环
髓核
椎孔
椎体
椎弓根

图1-30　椎间盘

【间盘连结椎体间】
相邻两椎体之间借助椎
间盘牢固连结。

【纤维坚韧髓核软】
椎间盘由外层的纤维环
和内部的髓核两部分构
成，其中纤维环坚韧，
可牢固连结上下的椎体；
内部的髓核柔软而富有
弹性，当受力时可移动继而运动脊柱。

【连结缓冲和运动】关节盘的功能是连结椎体、缓冲
外力和运动脊柱。

【腰部劳损病常见】腰部是人体的主要承重和运动部

位，腰椎间盘受力较大，易出现腰椎间盘纤维环退行性改变（劳损），由于脊柱的后外侧缺乏坚强韧带的保护，所以腰椎的髓核多向后外侧突出，压迫附近行走在椎间孔内的脊神经根，形成腰椎间盘突出症。

40. 椎骨间韧带

三长三短一板状，绑定脊柱挺脊梁。
连结体弓围椎管，过度屈伸它们防。
注释：
此歌诀将椎骨间韧带进行了归类叙述和功能概述（图1-31、图1-32）。

【三长三短一板状】
椎骨间韧带有三条长的：
前纵韧带、后纵韧带和
棘上韧带；三条短的：
棘间韧带、黄韧带和横
突间韧带；一条板状韧
带：项韧带。

【绑定脊柱挺脊梁】

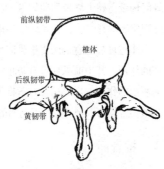

图 1-31　椎骨间韧带（1）

41

脊柱被称为人体的脊梁骨，这些韧带的主要功能是将叠连起来的所有椎骨绑定起来，维持脊柱的挺立。

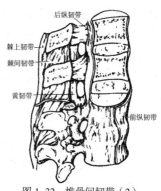

后纵韧带
棘上韧带
棘间韧带
黄韧带
前纵韧带

图1-32　椎骨间韧带（2）

【连结体弓围椎管】椎骨间韧带分为连结椎体的韧带（包括前纵韧带和后纵韧带）和连结椎弓的韧带（包括黄韧带、棘间韧带、棘上韧带和项韧带）。其中后纵韧带和黄韧带分别位于椎管的前、后壁，参与围成椎管。

【过度屈伸它们防】椎骨间韧带有防止脊柱过度屈、伸的作用。其中前纵韧带有防止脊柱过度后伸和椎间盘向前脱出的作用；后纵韧带、黄韧带、棘间韧带、棘上韧带和项韧带均有限制脊柱过度前屈的作用。

41. 椎骨间关节

上端寰枕下腰骶，相邻关节突相依。

42

寰枢关节正中外，钩椎有变颈病起。

注释：

此歌诀叙述了椎骨间关节的名称、结构特点。

【上端寰枕下腰骶】脊柱的关节，最上端的是寰枕关节，最下端的是腰骶关节。

【相邻关节突相依】相邻的上、下关节突之间形成关节突关节。

【寰枢关节正中外】寰枢关节包括3个关节：寰枢正中关节和寰枢外侧关节（左、右各一）。

【钩椎有变颈病起】在下5个颈椎体之间形成钩椎关节，关节的周缘有滑膜囊包绕，此关节病变可引起椎间孔狭窄，压迫脊神经导致颈椎病症状。

42. 脊柱的组成

脊柱中轴在背面，分离椎骨骶尾连。
上承颅骨下接髋，中有肋骨附两边。
构成胸腹盆腔壁，管内髓膜根外穿。
注释：
此歌诀叙述了脊柱的组成、结构和功能。

【脊柱中轴在背面，分离椎骨骶尾连】脊柱位于躯干的背面正中，形成躯干的中轴，由24块分离椎骨、1块骶骨和1块尾骨借助椎间盘、韧带和关节紧密连结而成。

【上承颅骨下接髋，中有肋骨附两边】脊柱上端承接颅骨，下部连接髋骨，中间胸椎的两侧有肋骨附着。

【构成胸腹盆腔壁，管内髓膜根外穿】脊柱参与构成胸腔、腹腔和盆腔的壁，椎管内容纳脊髓及其被膜和脊神经根，脊神经根从两侧的椎间孔向外穿出。

43. 脊柱前面观

脊柱整体前面观，椎体上窄下部宽。
耳状面下又变小，形态功能相关联。
注释：
此歌诀叙述了脊柱前面观的形态变化。

【脊柱整体前面观，椎体上窄下部宽】脊柱的前面观，上部的椎体窄小，下部的椎体宽大。

【耳状面下又变小，形态功能相关联】脊柱在垂直方向承托的重力由上到下逐渐加大，在骶髂关节处将承载的重力传导至下肢，使其下部承重减小，从骶骨耳状面向下的椎骨体积又逐渐变小。脊柱的这种形态变化与其功能的改变是相关联的。

44．脊柱后面观

纵行一条线，隆椎最明显。
胸椎叠瓦状，腰椎水平展。
注释：
此歌诀叙述了脊柱后面观椎骨棘突的变化特点。
【纵行一条线】脊柱的后面观，棘突呈纵行的一条线。
【隆椎最明显】颈椎中隆椎的棘突最长、最明显。
【胸椎叠瓦状】胸椎的棘突相互掩盖呈叠瓦状。
【腰椎水平展】腰椎的棘突呈板状水平向后伸展。

45．脊柱侧面观

脊柱侧面四弯曲，前颈腰，后胸骶。
缓冲震荡富弹性，维持平衡身挺立。
注释：
此歌诀叙述了脊柱侧面观的特点及其生理弯曲的意义。
【脊柱侧面四弯曲，前颈腰，后胸骶】脊柱的侧面观有四个生理弯曲，其中颈曲和腰曲突向前，胸曲和骶曲突向后。

【缓冲震荡富弹性，维持平衡身挺立】脊柱的生理弯曲可以使脊柱富有弹性，缓冲人体受到的垂直方向上的震荡，维持人体的平衡和保持身体挺立。

46. 胸廓

前胸骨，后胸椎，十二对肋两侧围。

前后略扁呈笼状，上窄下宽似圆锥。

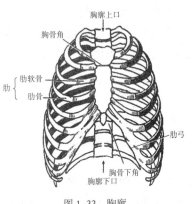

图 1-33　胸廓

注释：

此歌诀叙述了胸廓的组成、形态（图 1-33）。

【前胸骨，后胸椎，十二对肋两侧围】胸廓由前方的 1 块胸骨、后方的 12 块胸椎和两侧的 12 对肋借助关节和韧带连结而成。

【前后略扁呈笼状，上窄下宽似圆锥】正常成人的胸廓是呈前后径略短，上窄下宽的扁笼状圆锥形。

47.上肢带连结

上肢带连肩胸锁，肩锁关节仅微活。
胸锁内含关节盘，各种运动都能做。
注释：

此歌诀叙述了上肢带连结的种类、组成和运动情况（图1-34）。

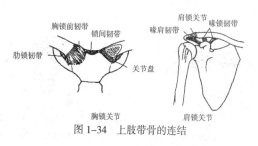

图1-34　上肢带骨的连结

【上肢带连肩胸锁】上肢带连结主要有肩锁关节和胸锁关节。

【肩锁关节仅微活】肩峰与锁骨的肩峰端构成的肩锁关节仅能作微度的活动。

【胸锁内含关节盘，各种运动都能作】胸锁关节里含有两块关节盘，此关节能做各种动作。

48.肩关节

头大盂小最灵活，囊松腔内肌腱过。

前后上外肌封实，盂唇加深关节窝。

注释：

此歌诀叙述了肩关节的组成、特点（图1-35）。

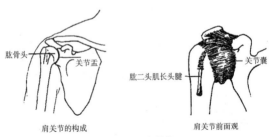

肱骨头   关节盂

肱二头肌长头腱   关节囊

肩关节的构成   肩关节前面观

图1-35 肩关节

【头大盂小最灵活】肩关节由肱骨头和肩胛骨的关节盂构成，肱骨头大而关节盂小而浅，关节盂只与肱骨头的 1/4 ~ 1/3 相接触，是人体最灵活的关节，可以作屈、伸、收、展、旋转和环转运动。

【囊松腔内肌腱过】肩关节的关节囊薄而松弛，便于关节灵活运动。关节腔内有肱二头肌的长头腱穿过。

【前后上外肌封实】在肩关节的前方、后方、上方和外侧有肌和肌腱附着封闭，运动和加强关节稳固性。

【盂唇加深关节窝】肩关节的关节窝部分比较浅，其周缘由关节唇——盂唇加深，利于关节稳固。

49. 肘关节

三个关节共一囊，前后松弛两侧强。
环状韧带固桡头，幼儿半脱尚需防。
肘后三角细触摸，重要意义在临床。

注释：

此歌诀叙述了肘关节的组成、特点和肘后三角临床意义（图 1-36）。

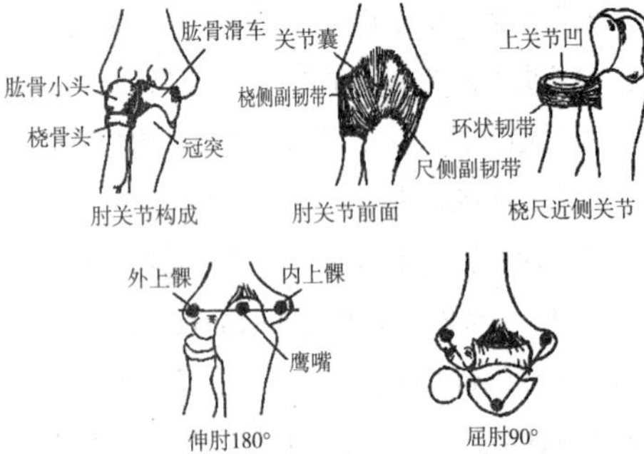

图 1-36　肘关节

【三个关节共一囊】肘关节的关节囊里含有三个关节：肱尺关节、肱桡关节和桡尺近侧关节。

【前后松弛两侧强】肘关节的关节囊壁前后比较松弛，可作屈伸运动。两侧有桡侧副韧带和尺侧副韧带加强稳固。

【环状韧带固桡头，幼儿半脱尚需防】桡骨环状韧带在关节腔内包绕桡骨头，幼儿期该韧带尚未发育完全，在肘关节伸直位猛力牵拉前臂，常可发生桡骨头半脱位。

【肘后三角细触摸，重要意义在临床】尺骨鹰嘴和肱骨的内、外上髁构成肘后三角。正常状态下当肘关节伸直时，上述三个骨性标志连成一条直线；当肘关节前屈至

90° 时，三个骨性标志连成一等腰三角形，即肘后三角。临床上在肘关节脱位时，上述三点的位置关系即发生改变，而当肱骨髁上骨折时，则三点的关系不变。

50. 桡腕关节

桡骨面，尺下盘，对接腕骨舟月三。

囊松腔广韧带固，屈伸收展与环转。

注释：

此歌诀叙述了腕关节的组成、结构特点和运动（图1-37）。

【桡骨面，尺下盘，对接腕骨舟月三】桡腕关节又叫腕关节。桡骨下端的腕关节面和尺骨下方的三角形关节盘一起构成桡腕关节的关节窝部分，腕骨的手舟骨、月骨和三角骨一起构成桡

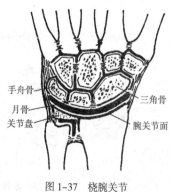

图 1-37 桡腕关节

手舟骨
月骨
关节盘
三角骨
腕关节面

51

腕关节的关节头部分。由于三角形关节盘的间隔使尺骨不直接参与桡腕关节的组成。

【囊松腔广韧带固】桡腕关节的关节囊松弛，关节腔宽广，周围尤其在两侧有韧带加强固定。

【屈伸收展与环转】桡腕关节可作屈、伸、收、展和环转运动。

51. 骶髂关节

骶髂关节囊紧张，前后韧带来加强。

连结髋骶传体重，结成骨盆护内脏。

注释：

此歌诀叙述了骶髂关节的结构特点和功能（图1-38）。

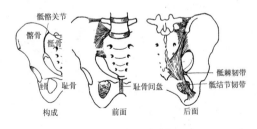

图 1-38　骶髂关节

52

【骶髂关节囊紧张，前后韧带来加强】骶髂关节由骶骨、髂骨的耳状面连结构成，关节囊紧张，前面和后面都有韧带加强稳固，非常牢靠。

【连结髋骶传体重，结成骨盆护内脏】骶髂关节连结骶骨和髋骨，借助此关节将骶骨承接的来自腰椎的体重，经髋骨传导至下肢骨；骶髂关节将骶骨与两侧的髋骨连结在一起构成骨盆，保护盆腔内的各种器官。

52. 骨盆

左右髋，骶尾骨，骶髂联合韧带固。
承体重，内保护，孕育胎儿与娩出。
骨盆内，一界线，大小骨盆借此辨。
两性骨盆有差别，两口一腔角查验。

注释：

此歌诀叙述了骨盆的构成、功能、分部特点(图1-39)。

【左右髋，骶尾骨，骶髂联合韧带固】骨盆由左、右髋骨、骶骨和尾骨借助骶髂关节、

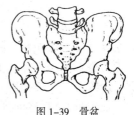

图1-39 骨盆

53

耻骨联合以及韧带连接固定而成。

【承体重，内保护，孕育胎儿与娩出】骨盆的功能主要是支持体重和保护盆腔内的脏器，在女性骨盆还兼有孕育胎儿和胎儿娩出的功能。

【骨盆内，一界线，大小骨盆借此辨】在骨盆内壁上从骶岬、两侧的弓状线、耻骨梳、耻骨结节和耻骨联合上缘围成一个圆形界线，此界线以上叫作大骨盆，以下叫作小骨盆。

【两性骨盆有差别，两口一腔角查验】成年两性的骨盆存在明显差别，主要体现在小骨盆的上、下两个口、小骨盆腔和耻骨下角。

53. 骨盆性差

骨盆性差较突出，耻骨弓下看角度。
女性九十至一百，男性最大七十五。
女性骨盆宽而短，腔似桶状上口圆。
男性腔窄似漏斗，上口桃形下口扁。
注释：
此歌诀叙述了骨盆的性别差异（图1-40）。

【骨盆性差较突出，耻骨弓下看角度】骨盆存在明显的性别差异，首先耻骨下角不同。

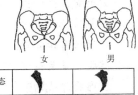

图1-40　骨盆性差

	女	男
骶骨形态		
入口形状		
耻骨下角		
出口形状		
盆腔形状		

【女性九十至一百，男性最大七十五】耻骨下角女性为90°～100°，男性为70°～75°。

【女性骨盆宽而短，腔似桶状上口圆】女性的骨盆相对宽而短，骨盆腔似桶状，上口较大似圆形。

【男性腔窄似漏斗，上口桃形下口扁】男性骨盆盆腔相对窄而长，似漏斗状，上口似桃形，下口较扁。

54. 髋关节

股骨头，髋臼窝，窝缘髋臼唇包裹。

构成典型杵臼式，窝深口小稳固多。

关节囊，很紧张，前后包裹不一样。

囊壁后抵颈中份，前方囊壁全遮挡。

临床若有颈骨折，内外混合细端详。

髂股韧带囊前壁，防止后伸过度张。

腔内股骨头韧带，导入血管送营养。

注释：

髋关节结构较复杂，此歌诀叙述了其结构组成、特点和临床意义（图1-41）。

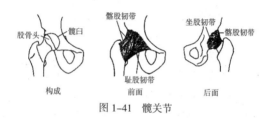

图 1-41　髋关节

【股骨头，髋臼窝，窝缘髋臼唇包裹】髋关节是由股骨头和髋臼构成，在髋臼的窝缘附有髋臼唇加深关节窝。

【构成典型杵臼式，窝深口小稳固多】髋关节是典型的杵臼式关节，由于髋臼唇的存在，髋臼窝较深，外口较小，使髋关节更加稳固。

【关节囊,很紧张,前后包裹不一样,囊壁后抵颈中份,前方囊壁全遮挡】髋关节的关节囊紧张而坚韧,近侧端附着在髋臼唇的周缘,关节囊对股骨颈的包裹程度前、后有区别:后方,关节囊远侧端止于股骨颈的中外 1/3 交接处,股骨颈的外 1/3 露在关节囊的外面;前方,关节囊远侧端止于转子间线,将股骨颈的前面全部包裹在关节囊里面。

【临床若有颈骨折,内外混合细端详】由于关节囊远侧端附着点前后存在差异,故此临床上股骨颈骨折有囊内骨折、囊外骨折和混合性骨折之分。

【髂股韧带囊前壁,防止后伸过度张】在关节囊的前壁主要有髂股韧带和耻股韧带加强保护,可以防止关节过度后伸。后壁有坐股韧带加强保护,但由于后壁对股骨颈的包裹相对较少,当过度作内收和屈髋动作时容易出现髋关节后脱位。

【腔内股骨头韧带,导入血管送营养】在关节腔内部有连接在股骨头凹与髋臼月状面之间的股骨头韧带,韧带中穿行滋养股骨头的血管。

55. 膝关节

结构复杂关节大,九条韧带内外加。

膝跳叩击髌韧带，抽屉实验查交叉。

内C外O半月板，缓冲稳固全靠它。

剩余空间翼状襞，滑膜囊垫少摩擦。

注释：

此歌诀叙述了膝关节的结构特点、功能特点及临床意义（图1-42、图1-43）。

【结构复杂关节大，九条韧带内外加】膝关节是人体最大、最复杂的关节，由股骨下端的内、外侧髁和胫骨上端的内、外侧髁以及前方的髌骨共同构成。其关节囊广阔松弛，各部厚薄不一。在关节囊内、外共有9条韧带稳固

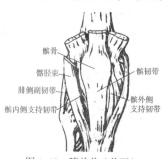

髌骨
髂胫束
腓侧副韧带
髌内侧支持韧带
髌韧带
髌外侧支持韧带

图1-42 膝关节（前面）

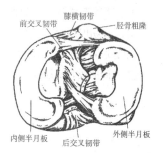

膝横韧带
前交叉韧带
胫骨粗隆
内侧半月板
后交叉韧带
外侧半月板

图1-43 膝关节经半月板上方水平面

58

关节：囊外有 6 条，即前方的髌韧带、髌内侧支持韧带和髌外侧支持韧带；两侧有腓侧副韧带和胫侧副韧带；后方有腘斜韧带。囊内有 3 条，即前交叉韧带、后交叉韧带和膝横韧带。

【膝跳叩击髌韧带，抽屉实验查交叉】临床上检查膝跳反射时叩击髌韧带；抽屉试验是检查前叉韧带、后交叉韧带是否损伤。

【内 C 外 O 半月板，缓冲稳固全靠它】在股骨和胫骨相对的内、外侧髁之间有纤维软骨性的 2 块半月板，即内侧半月板(较大，呈 "C" 形)和外侧半月板(较小，近似 "O" 形)。半月板的周围部分较厚，中心部分较薄，下面平而上面凹陷。两块半月板外围部分的中份分别与关节囊、胫侧副韧带和腓侧副韧带紧密相连。半月板加深关节窝深度，加强膝关节稳固性，在运动时起缓冲作用。

【剩余空间翼状襞，滑膜囊垫少摩擦】在髌骨下方中线的两旁，关节囊的滑膜层向关节腔内突成一对翼状襞，内部充满脂肪组织，填充关节腔内的空隙。在膝关节前方肌腱的深层附着滑膜囊，垫在肌腱与骨面之间，囊内充满滑液，减少肌腱与骨的摩擦。

56. 距小腿关节

小腿下端距滑车，囊松运动很灵活。
内侧三角更牢固，内翻损伤在外侧。

注释：

此歌诀叙述了距小腿关节的组成、结构特点和临床意义（图1-44）。

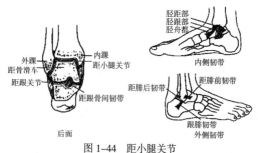

图1-44　距小腿关节

【小腿下端距滑车】距小腿关节又叫踝关节，由小腿骨（胫骨、腓骨）下端的关节面与距骨滑车构成。

【囊松运动很灵活】踝关节的关节囊较松弛，运动灵活，可作屈、伸、收、展和环转运动。

【内侧三角更牢固】踝关节的内侧韧带群（称三角韧带）分布密集，较坚韧，对踝关节的内侧保护相对牢固。

【内翻损伤在外侧】踝关节的外侧韧带群分布较分散，对踝关节的外侧保护相对较薄弱，足过度内翻易造成外侧韧带扭伤。

57. 斜方肌

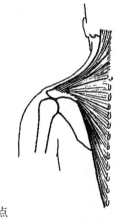

起点枕项胸椎上，
止点锁外肩峰冈。
上部提肩下部降，
两侧向脊挺胸膛。
若把肩胛来固定，
两侧收缩头后仰。

注释：

此歌诀叙述了斜方肌的起止点和收缩时产生的运动（图1-45）。

图1-45　斜方肌

【起点枕项胸椎上】斜方肌的起点从上到下依次是枕外隆突、项韧带和全部胸椎棘突。

【止点锁外肩峰冈】斜方肌的止点在锁骨的外1/3、

肩峰和肩胛冈。

【上部提肩下部降，两侧向脊挺胸膛】上部肌束收缩可上提肩胛骨，下部肌束收缩可使肩胛骨下降，全部的肌肉收缩牵引肩胛骨向脊柱靠拢，作挺胸膛的动作。

【若把肩胛来固定，两侧收缩头后仰】当把肩胛骨固定使斜方肌起止点易位，两侧的斜方肌同时收缩，可使头后仰。

58. 背阔肌

胸下六腰骶髂后，

肱小嵴外上行走。

提躯干上肢举定，

臂旋内收伸背手。

注释：

此歌诀叙述了背阔肌的起止点和收缩时产生的运动（图1-46）。

【胸下六腰骶髂后】背阔肌的起点自上而下依次是下6个胸椎棘突、全部腰椎棘突、骶正中嵴和髂

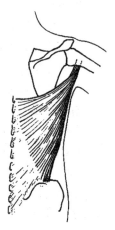

图1-46　背阔肌

嵴后部。

【肱小嵴外上行走】止点是肌束向外上方集中，以扁腱止于肱骨小结节嵴。

【提躯干上肢举定】当上肢上举被固定时，背阔肌收缩可以上提躯干（引体向上）。

【臂旋内收伸背手】背阔肌还可以使臂部作旋内、内收、后伸的动作，以上动作组合起来呈背手姿势。

59. 竖脊肌

下起骶后上至头，
行走棘突两侧沟。
沿途止于椎骨肋，
挺拔胸腰显身手。
劳损扭伤腰背痛，
角弓反张成祸由。

注释：

此歌诀叙述了竖脊肌（又叫骶脊肌）的起止点、功能和临床意义（图1-47）。

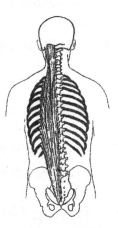

图1-47 竖脊肌

【下起骶后上至头】竖脊肌的起点在骶骨的背面和髂嵴的后部，最上方的止点在颅骨的枕外隆突和乳突。

【行走棘突两侧沟】竖脊肌是背部深肌，纵行列于椎骨棘突两侧的纵沟内。

【沿途止于椎骨肋，挺拔胸腰显身手】竖脊肌在上行的过程中分别止于沿途的椎骨和肋骨上，最后到达枕外隆突和乳突。竖脊肌收缩后伸脊柱，使胸腰部直立挺拔。

【劳损扭伤腰背痛，角弓反张成祸由】竖脊肌受累严重引起腰背痛叫"腰肌劳损"；"破伤风"疾病可使竖脊肌痉挛性收缩，脊柱过度后伸出现"角弓反张"病理体征。

60. 胸大肌

锁内胸骨上六肋，
大结节嵴向外汇。
臂旋内收屈肩部，
引体吸气先提肋。

注释：

此歌诀叙述了胸大肌的起止点和收缩时产生的运动（图1-48）。

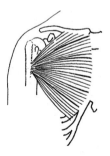

图1-48　胸大肌

【锁内胸骨上六肋】胸大肌起自锁骨的内侧半、胸骨和 1 ~ 6 肋软骨。

【大结节嵴向外汇】胸大肌的肌束呈扇形汇合于肱骨大结节嵴。

【臂旋内收屈肩部，引体吸气先提肋】胸大肌收缩使上肢旋内、内收、屈肩关节。当上肢上举被固定时可上提躯干，上提肋骨扩大胸腔容积有助吸气。

61. 前锯肌

肌齿起自八肋边，向后行于肩胛前。
止于内缘和下角，
病理出现翼状肩。

注释：

此歌诀叙述了前锯肌的起止点和临床意义（图 1-49）。

【肌齿起自八肋边，向后行于肩胛前】前锯肌以肌齿的形式起自上 8 肋的外面，肌束向后绕过胸廓的侧面，行走在肩胛骨的前面。

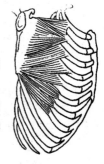

图 1-49　前锯肌

65

【止于内缘和下角，病理出现翼状肩】前锯肌的止点在肩胛骨的内侧缘和下角。收缩时使肩胛骨的内侧缘紧贴胸廓，还可以使肩胛骨的下角外旋，有助于上肢上举。当前锯肌瘫痪时，肩胛骨的内侧缘向后翘起，呈"翼状肩胛"体征。

62. 胸固有肌

肋间外肌行前下，吸气提肋胸廓大。

肋间内肌行前上，帮助呼气肋骨降。

注释：

此歌诀概括了肋间外肌和肋间内肌的行走和功能（图1-50）。

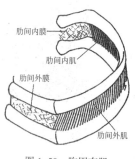

肋间内膜
肋间内肌
肋间外膜
肋间外肌

图 1-50 胸固有肌

【肋间外肌行前下】肋间外肌位于各肋间隙的浅层，起自上位肋骨下缘，行向前下，止于下位肋上缘。

【吸气提肋胸廓大】人体作吸气动作时，肋间外肌收缩，上提肋骨使胸廓容积变大。

【肋间内肌行前上】肋间内肌位于各肋间隙的深层，起自下位肋骨上缘，行向前上，止于上位肋骨下缘。

【帮助呼气肋骨降】肋间内肌收缩可以降肋骨，使胸廓容积变小，帮助呼气。

63. 膈

肌性在外腱中央，扁薄间隔胸腹腔。
调节腹压助呼吸，上下移动似蹦床。
腱上含有仨裂孔，动脉食管和下腔。

注释：

此歌诀叙述了膈的结构及特点、功能（图1-51）。

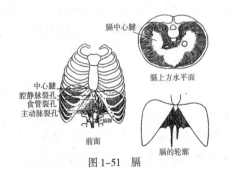

图1-51　膈

【肌性在外腱中央，扁薄间隔胸腹腔】膈的肌性部分位于外围，附着在胸廓下口，而腱性部分位于中央，叫做中心腱。膈为扁阔肌，以膈肌为界将体腔分隔成上方的胸腔和下方的腹腔。

【调节腹压助呼吸，上下移动似蹦床】膈收缩时，膈穹窿下降，协同其他腹肌的收缩可增加腹压。膈是人体主要的呼吸肌，收缩时膈穹窿下降，胸腔容积增大，有助于吸气；舒张时膈穹窿上升恢复原位，胸腔容积减小，有助于呼气。膈穹窿就像蹦床一样收缩起伏，有很好弹性。

【腱上含有仨裂孔，动脉食管和下腔】在膈的肌腱上有三个裂孔，分别是主动脉裂孔（内有主动脉和胸导管通过）、食管裂孔（内有食管和左、右迷走神经通过）和腔静脉孔（内有下腔静脉通过）。

64. 腹前外侧肌群

腹直肌，腱鞘藏，腹前行于白线旁。
外内斜肌腹横肌，由浅至深侧壁张。
腹腔手术寻入路，捷径易行少损伤。

注释:

此歌诀叙述了腹前外侧肌的分布（图1-52）。

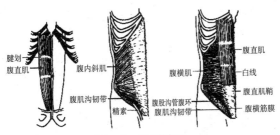

腱划
腹直肌
腹内斜肌
腹股沟韧带
精索
腹股沟管腹环
腹股沟韧带
腹横肌
腹直肌
白线
腹直肌鞘
腹横筋膜

图1-52　腹前外侧肌

【腹直肌，腱鞘藏，腹前行于白线旁】腹前壁有一对腹直肌，列于腹前壁正中的腹白线两旁。肌纤维在腹直肌鞘中，下端起自耻骨联合与耻骨结节之间，向上垂直行走止于胸骨剑突及第5～7肋软骨的前面。

【外内斜肌腹横肌，由浅至深侧壁张】腹前外侧壁有三层肌肉，由浅至深依次为腹外斜肌、腹内斜肌和腹横肌。

【腹腔手术寻入路，便捷易行少损伤】腹腔手术在选择手术入路部位时，以离病变部位最近，操作简便易行和损伤肌纤维少为参考标准。

65.腹股沟管

腹前肌间斜裂隙，男女内容各不一。

浅深两环又四壁，异常突出称疝气。

注释：

此歌诀叙述了腹股沟管的结构、内容物和临床意义（图1-53）。

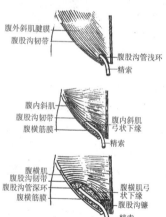

腹外斜肌腱膜
腹股沟韧带
腹股沟管浅环
精索

腹内斜肌
腹股沟韧带
腹横筋膜
腹内斜肌弓状下缘
精索

腹横肌
腹股沟韧带
腹股沟管深环
腹横筋膜
腹横肌弓状下缘
腹股沟镰
精索

图1-53　腹股沟管

【腹前肌间斜裂隙，男女内容各不一】腹股沟管是位于腹前外侧壁下部的一条斜行肌间裂隙。其内部穿行的结构在男性为精索，女性为子宫圆韧带。

【浅深两环又四壁】腹股沟管结构有浅、深两个环，即浅部的叫腹股沟管浅环（皮下环）和深部的叫腹股沟管深环（腹环）。有四个壁即前壁（腹外斜肌腱膜和部分腹内斜肌）、后壁（腹横筋膜和腹股沟镰）、上壁（腹内斜肌和腹横肌的弓状下缘）、下壁（腹股沟韧带）。

【异常突出称疝气】在病理状态下，腹腔内容物经腹股沟管深环进入腹股沟管，或继而经浅环突出，临床称腹股沟斜疝。

66. 面肌

鳃弓衍化很奇特，纤维环形和放射。
牵动皮肤出表情，布于孔穴司开合。

注释：

此歌诀叙述了面肌的衍化、分布特点及其功能（图1-54）。

【鳃弓衍化很奇特】面肌（又称表情肌），是由鳃弓衍化而来，其收缩运动受面神经的特殊内脏运动纤维成分支配。

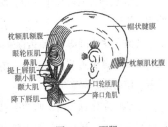

图 1-54　面肌

71

【纤维环形和放射】面肌的肌纤维主要呈环形和放射状分布。

【牵动皮肤出表情】面肌收缩与舒张时牵动面部皮肤，表现出各种表情动作。

【布于孔穴司开合】分布在口裂、眼裂和鼻孔周围的面肌，收缩时可闭合或开大面部孔、裂作用。

67. 三角肌

起点锁外肩峰冈，外下集中圆隆状。

肌注常选保护肩，收缩引起臂外展。

注释：

此歌诀叙述了三角肌的形态和临床意义。

【起点锁外肩峰冈】三角肌起点在锁骨的外侧段、肩峰和肩胛冈。

【外下集中圆隆状】肌束逐渐向外下方集中，从前、后、上、外侧包裹肩关节止于肱骨三角肌粗隆，由于三角肌的覆盖，使肩部呈圆隆状。

【肌注常选保护肩，收缩引起臂外展】三角肌内无大血管和大的神经通过，常作为肌肉注射的部位。三角肌包裹肩关节大部分，对肩关节起稳固、保护作用。收缩时，引起臂外展运动。

68. 肱二头肌

肱二头肌长短头，长头关节囊内走。
短头行于关节外，桡骨粗隆止点留。
前臂旋后屈肩肘，神经血管内侧沟。

注释：

此歌诀叙述了肱二头肌的起止点和功能（图1-55）。

【肱二头肌长短头】肱二头肌起端有长、短两个头。

【长头关节囊内走】肱二头肌长头腱起自关节盂上方的盂上结节，肌腱穿经肩关节囊，沿结节间沟下降。

【短头行于关节外】肱二头肌短头腱起自喙突，行走在肩关节外面。

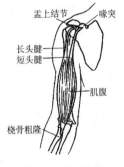

盂上结节　　喙突
长头腱
短头腱
肌腹
桡骨粗隆

图1-55　肱二头肌

【桡骨粗隆止点留】肱二头肌远端肌腱止于桡骨粗隆。

【前臂旋后屈肩肘】肱二头肌跨越肩关节和肘关节，其主要功能是收缩时屈肘关节和屈肩关节，并使已旋前的前臂作旋后动作。

【神经血管内侧沟】肱二头肌内侧沟内通过重要的血管和神经。

69. 肱三头肌

盂下结节起长头，内外两头近桡沟。

扁腱止于鹰嘴后，拮抗二头主伸肘。

注释：

此歌诀叙述了肱三头肌的起止点和功能（图1-56）。

【盂下结节起长头，内外两头近桡沟】肱三头肌上端起始有三个头，其中长头起自肩胛骨关节盂下方的盂下结节；内侧头起自绕神经沟的内下方；外侧头起自桡神经沟的外上方。

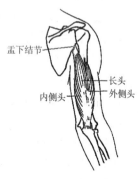

图1-56　肱三头肌

74

【扁腱止于鹰嘴后，拮抗二头主伸肘】肱三头肌下端以扁腱的形式止于尺骨鹰嘴的后面，其功能与肱二头肌相拮抗，主要伸肘关节和后伸臂部。

70. 前臂屈肌浅层

一肱桡，二旋前，桡侧腕屈排第三。

掌长指浅尺侧腕，前臂浅屈全数完。

注释：

此歌诀叙述了前臂屈肌浅层的名称和排列顺序（图1-57）。

【一肱桡，二旋前，桡侧腕屈排第三】前臂屈肌浅层共有6条肌肉，从桡侧向尺侧数，第一条是肱桡肌，第二条是旋前圆肌，第三条是桡侧腕屈肌。

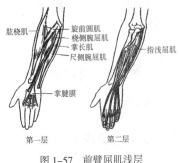

肱桡肌　　旋前圆肌
　　　　　桡侧腕屈肌
　　　　　掌长肌
　　　　　尺侧腕屈肌
　　　　　　　　　　指浅屈肌
　　掌腱膜

第一层　　　　第二层

图 1-57　前臂屈肌浅层

【掌长指浅尺侧腕，前臂浅屈全数完】第四、五、六条从外向内分别是掌长肌、指浅屈肌和尺侧腕屈肌。

71. 前臂屈肌深层

前臂深屈细端详，拇长指深旋前方。

注释：

此歌诀叙述了前臂屈肌深层的名称、排列顺序（图1-58）。

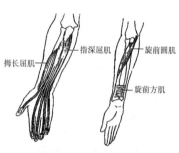

拇长屈肌　　指深屈肌　　旋前圆肌

旋前方肌

图 1-58　前臂屈肌深层

【前臂深屈细端详，拇长指深旋前方】前臂屈肌深层共有 3 条肌肉，分别是拇长屈肌、指深屈肌和旋前方肌。

72. 前臂伸肌浅层

桡腕长，桡腕短，指伸小指尺侧腕。

最后一块是肘肌，前臂浅伸都齐全。

注释：

此歌诀叙述了前臂伸肌浅层的名称、排列顺序（图1-59）。

【桡腕长，桡腕短，指伸小指尺侧腕，最后一块是肘肌，前臂浅伸都齐全】前臂伸肌浅层共有6块肌肉，从外向内依次为桡侧腕长伸肌、桡侧腕短伸肌、指伸肌、小指伸肌、尺侧腕伸肌和肘肌。

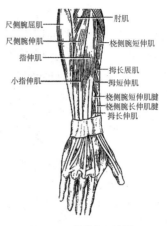

尺侧腕屈肌——
桡侧腕伸肌——
指伸肌——
小指伸肌——

——肘肌
——桡侧腕短伸肌
——拇长展肌
——拇短伸肌
——桡侧腕短伸肌腱
——桡侧腕长伸肌腱
——拇长伸肌

图1-59　前臂伸肌浅层

73.前臂伸肌深层

旋后肌，拇长展，拇短拇长示指全。

注释：

此歌诀叙述了前臂伸肌深层的名称和排列顺序（图1-60）。

【旋后肌，拇长展，拇短
拇长示指全】前臂伸肌深层共
有 5 块肌肉，从外向内依次为
旋后肌、拇长展肌、拇短伸肌、
拇长伸肌和示指伸肌。

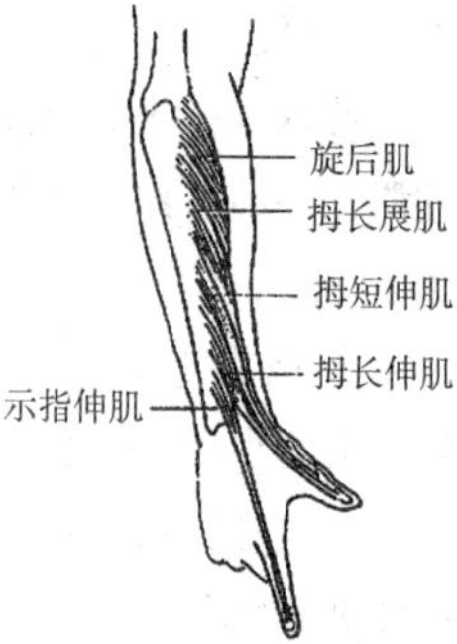

旋后肌
拇长展肌
拇短伸肌
拇长伸肌
示指伸肌

图 1-60　前臂伸肌深层

74. 手肌

手肌分三群，
浅深位不一。
外侧群鱼际，
拇侧一隆起。
深层对掌收，浅层短展屈。
内侧靠小指，又称小鱼际。
深小指对掌，浅展和短屈。
中群十一块，四块蚓状肌。
骨间掌背侧，三四各有依。

注释：

此歌诀叙述了手肌的分类和各自的名称（图 1-61）。

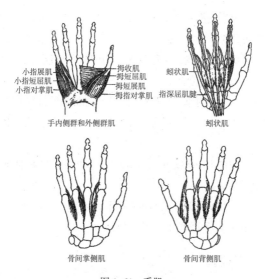

图 1-61　手肌

【手肌分三群，浅深位不一】手肌短小，都在手掌部，分为外侧、内侧和中间三群，浅深两层。

【外侧群鱼际，拇侧一隆起】外侧群叫鱼际，是靠近拇指侧的一个肌性隆起。

【深层对掌收，浅层短展屈】外侧群的深层有 2 块肌肉，分别是拇对掌肌和拇收肌；浅层有 2 块肌肉，分别是拇短展肌和拇短屈肌。

【内侧靠小指，又称小鱼际】内侧群靠近小指侧的肌性隆起，又叫小鱼际。

【深小指对掌，浅展和短屈】内侧群深层只有 1 块肌肉叫小指对掌肌；浅层有 2 块肌肉，分别是小指展肌和小指短屈肌。

【中群十一块，四块蚓状肌】中间群共有 11 块肌肉，其中蚓状肌 4 块。

【骨间掌背侧，三四各有依】骨间掌侧肌和骨间背侧肌分别有 3、4 块肌肉。

75. 髂腰肌

腰椎体侧与髂窝，下止小转两肌合。
向前屈髋并旋外，下肢固定能仰坐。
腰大肌外筋膜鞘，结核脓汁沿此播。
注释：
此歌诀叙述了髂腰肌的起止点、功能和临床意义（图1-62）。

【腰椎体侧与髂窝，下止小转两肌合】髂腰肌由腰大肌和髂肌组成。腰大肌起自腰椎体侧面和腰椎横突，肌纤维向外下与髂肌汇合。髂肌起自髂窝。合为一体的髂腰肌向下止于股骨小转子。

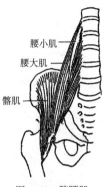

腰小肌
腰大肌
髂肌

图 1-62　髂腰肌

【向前屈髋并旋外，下肢固定能仰坐】髂腰肌的作用是使髋关节前屈和旋外，当下肢被固定时起止点易位，可以做仰卧起坐的动作。

【腰大肌外筋膜鞘，结核脓汁沿此播】腰大肌被筋膜鞘包裹，当腰椎结核时，脓汁可沿此鞘播散入髂窝或腿部。

76. 臀大肌

起点髂外骶尾后，臀肌粗隆止点留。

臀部膨隆肌肥厚，深层坐骨神经走。

经过中央画十字，肌注选在外上头。

注释：

此歌诀叙述了臀大肌的起止点和临床意义（图 1-63）。

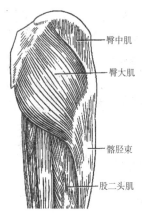

臀中肌

臀大肌

髂胫束

股二头肌

图1-63 臀大肌

【起点髂外骶尾后，臀肌粗隆止点留】臀大肌起自髂骨的外面和骶、尾骨的后面，止于股骨的臀肌粗隆和髂胫束。

【臀部膨隆肌肥厚，深层坐骨神经走】臀大肌膨隆构成臀部轮廓，肌束肥厚，在臀大肌深层的中部有坐骨神经穿行。

【经过中央画十字，肌注选在外上头】在临床上通常选择臀大肌作为肌注的肌肉，肌注部位的选择方法是在臀部正中划一"十"字，其外上部无大的血管和神经，所以选择臀大肌的外上部作为肌注部位。

77. 缝匠肌

缝匠肌长束带扁，髂前上棘是起点。

绕过腿前膝内侧，止于胫骨上内面。

82

要想盘腿炕上坐，屈髋屈膝小腿旋。

注释：

此歌诀叙述了缝匠
肌的形态、起止点、走
行和功能（图1-64）。

【缝匠肌长束带扁，
髂前上棘是起点】缝匠
肌是全身最长的肌，肌
束呈扁带状，起自髂前
上棘。

【绕过腿前膝内侧，
止于胫骨上内面】缝匠
肌经过大腿的前面向内

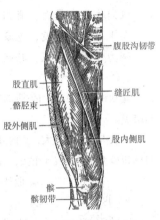

图1-64　缝匠肌与股四头肌

下方行走，跨过膝关节内侧面，对大腿前方肌群加以约束，
止于胫骨上端的内侧面。

【要想盘腿炕上坐，屈髋屈膝小腿旋】缝匠肌收缩
能屈髋关节、屈膝关节和使小腿旋内，几个动作合成盘腿
过程。

83

78. 股四头肌

肌肉体积它最大，直内外中四头拉。

向下合成一条腱，包裹髌骨名变了。

强力伸膝直屈髋，膝跳反射叩击哪。

注释：

此歌诀叙述了股四头肌的组成、功能（图1-64、图1-65）。

【肌肉体积它最大，直内外中四头拉】股四头肌是全身体积最大的肌，有4个头，分别是股直肌、股内侧肌、股外侧肌和股中间肌。

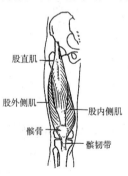

股直肌

股外侧肌

股内侧肌

髌骨

髌韧带

图1-65 股四头肌

【向下合成一条腱，包裹髌骨名变了】四个头向下合成一条腱，即股四头肌肌腱，肌腱包绕髌骨的前面和两侧缘，延伸为髌韧带，向下止于胫骨粗隆。

【强力伸膝直屈髋，膝跳反射叩击哪】股四头肌的作用主要是伸膝关节，其中的股直肌还有屈髋关节的作用。膝跳反射检查时叩击髌韧带可引起小腿弹跳。

79. 大腿肌内侧群

大腿内收肌五块，起止相近有例外。

耻骨长收股薄肌，浅层三块依次排。

长收短收大收肌，由浅到深掀起来。

注释：

此歌诀叙述了大腿肌内侧群名称、起止点、位置（图1-66）。

【大腿内收肌五块，起止相近有例外】大腿肌内侧群又叫内收肌群，共有五块肌。均起自闭孔周围骨面和坐骨结节的前面。止点除股薄肌止于胫骨上端的内侧面以外，其他各肌都止于股骨粗线。另外大收肌还有一腱止于

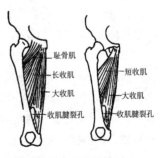

图 1-66　大腿肌内侧群

股骨内上髁上方。

【耻骨长收股薄肌，浅层三块依次排】大腿肌内侧群浅层有三块肌，由外向内依次是耻骨肌、长收肌和股薄肌。

【长收短收大收肌，由浅到深掀起来】在长收肌的深面有短收肌，短收肌的深面有大收肌。

80. 大腿肌后群

大腿后群股二头，半腱半膜内深留。
同时屈膝又伸髋，
小腿旋转仔细求。

注释：

此歌诀叙述了大腿肌后群的组成、名称、功能（图1-67）。

【大腿后群股二头，半腱半膜内深留】大腿后群肌共3块，分别是股二头肌、半腱肌和半膜肌，其中股二头肌位于大腿的后面外侧，半腱肌位于股二头肌的内侧，半膜肌位于半腱肌的深面。

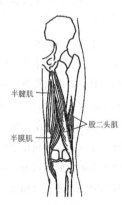

图1-67　大腿肌后群

【同时屈膝又伸髋，小腿旋转仔细求】3块肌都有屈膝关节和伸髋关节的功能，另外股二头肌可使小腿旋外；而半腱肌和半膜肌可使小腿旋内。

81. 小腿三头肌

腓肠比目小腿三，腓肠肌浅两起点。
比目鱼肌在深面，三头合成一跟腱。
屈膝关节足跖屈，立走跑跳成关键。

注释：

此歌诀叙述了小腿三头肌的组成、功能（图1-68）。

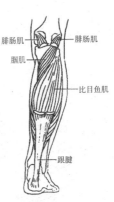

【腓肠比目小腿三，腓肠肌浅两起点】小腿三头肌由腓肠肌和比目鱼肌组成，其中腓肠肌位于浅层，有两个起点。

【比目鱼肌在深面，三头合成一跟腱】比目鱼肌在腓肠肌的深面，三个头会合成小腿三头肌，向下移行为一个粗大的跟腱，止

图1-68　小腿三头肌

于跟结节。

【屈膝关节足跖屈，立走跑跳成关键】小腿三头肌的功能是屈距小腿关节（足跖屈）和屈膝关节，对维持人体的直立姿势、走、跑和跳跃很重要。

第二章　消化系统

82. 消化管一般结构

黏黏肌外是管壁，各段层次有差异。
黏膜下层组织松，血管腺体神经聚。
肌层大部属平滑，上下两端特殊记。

注释：

消化管各段的形态和功能不同，其构造也各有特点，

但从整体看却有类
似之处。此歌诀主
要说明了消化管壁
由内向外的四层结
构（图2-1）。

【黏黏肌外是
管壁，各段层次有
差异】大部分消化

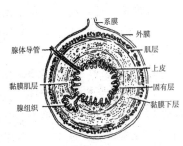

图2-1　消化管一般结构

管管壁由内向外分四层，即黏膜层、黏膜下层、肌层和外膜，但在不同节段层次结构组成又有差异。

【黏膜下层组织松，血管腺体神经聚】黏膜下层位于黏膜层与肌层之间，主要由疏松结缔组织构成，内含丰富的血管、淋巴管、腺体和神经。

【肌层大部属平滑，上下两端特殊记】消化管壁的肌层多属平滑肌，但在消化管的两端如上部的口腔、咽、食管和下部的肛管周围伴有骨骼肌。

83. 胸部标志线

前正中，后正中，腋前腋后锁骨中。
胸骨线，肩胛线，胸骨旁线腋中线。
经纬胸腹成坐标，脏器定位辨分明。
注释：
此歌诀描述的是胸部的主要标志线（图 2-2）。

【前正中，后正中，腋前腋后锁骨中】经身体前面中线所作的垂线称前正中线。经身体后面中线（通过椎骨棘突）所作的垂线为后正中线。经腋前襞向下所作的垂线为腋前线。经腋后襞向下作的垂线称腋后线。经锁骨中点所作的垂线称为锁骨中线。

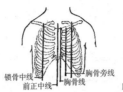

【胸骨线，肩胛线，胸骨旁线腋中线】经胸骨两侧缘所作的垂线为胸骨线。上肢自然下垂，经肩胛骨下角所作的垂线称肩胛线。经胸骨线与锁

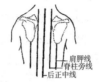

图 2-2　胸部标志线及腹部分区

骨中线之间的中点所作的垂线为胸骨旁线。经腋窝顶点向下所作的垂线为腋中线。

【经纬胸腹成坐标，脏器定位辩分明】胸部标志线与胸腹部体表标志相结合，构成胸腹部的定位坐标，可以很好地确定胸腹腔各器官的体表投影。

84. 腹部分区

肋弓下，过髂嵴，韧带中点垂线居。
围成井字分九区，临床描述可有依。

左右对称名一样，中间三区更好记。

注释：

为了描述腹腔脏器的具体位置，借两条横线和两条垂线将腹部分为九个区。本歌诀概述了腹部横、垂线的位置及九区的名称（图2-2）。

【肋弓下，过髂嵴，韧带中点垂线居】经过左、右肋弓最低点作一水平线为上横线，经过两侧髂嵴最高点（髂结节）作一水平线为下横线；经过两侧腹股沟韧带中点作两条垂线。

【围成井字分九区，临床描述可有依】借助以上四条线围成"井"字形，将腹部分成三部九区；临床中可借助此九分区对相应腹腔器官进行位置描述。

【左右对称名一样，中间三区更好记】九区中位于左右两侧列的分区位置对称且名称相同，即左、右季肋区、左、右腹外侧区（腰区）和左、右髂区（腹股沟区）；位于中间列的三个分区按部位由上到下分别是腹上区、腹中间区（脐区）和腹下区（耻区）。

85. 咽峡

舌根腭垂腭舌弓，口腔借此与咽通。

注释：

咽峡是口腔通咽的门户，此歌诀介绍了咽峡的组成和通向（图 2-3）。

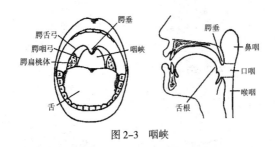

图 2-3　咽峡

【舌根腭垂腭舌弓，口腔借此与咽能】咽峡由腭垂，左、右腭舌弓和舌根共同围成，是口腔通向咽的门户。

86. 乳牙

乳牙萌生在六月，六岁左右渐退却。
满口总数共二十，牙式罗马数字写。

93

注释：

人的一生有两组牙发生，第一组称乳牙。本歌诀说明了乳牙萌生和退换恒牙的起始时间、数目及书写规律（图2-4）。

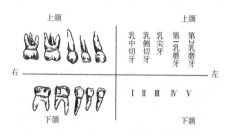

图 2-4　乳牙

【乳牙萌生在六月，六岁左右渐退却】婴儿从六个月开始萌出乳牙，2～3岁内出齐。6岁左右开始换恒牙。

【满口总数共二十，牙式罗马数字写】上、下牙总计20颗。临床中用罗马数字书写表示乳牙牙式。

87. 恒牙

恒牙出全卅（sà）二颗，切二尖一磨五个。

第三磨牙称智齿，牙式记载阿拉伯。

注释：

此歌诀说明了恒牙的数目及名称，书写方式等（图2-5）。

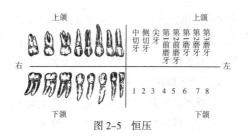

图 2-5　恒压

【恒牙出全卅二颗，切二尖一磨五个】恒牙总数32个。满口牙平均分成四个方位（即左、右上颌牙和左、右下颌牙），每个方位包括切牙两个（中切牙和侧切牙），尖牙1个，磨牙5个（第1前磨牙、第2前磨牙、第1磨牙、第2磨牙和第3磨牙）。

【第三磨牙称智齿，牙式书写阿拉伯】第三磨牙长出较晚又称智齿（或迟牙），迟牙有的人可终生不出。通常用阿拉伯数字书写表示恒牙牙式。

88. 牙根数目

下磨二，上磨三，其他牙根均为单。

上一前磨有变化，有人两个有人三。

注释：

本歌诀说明的是各部恒牙的牙根数目(图2-4、图2-5)。

【下磨二，上磨三，其他牙根均为单】指的是下颌后三个磨牙牙根数目均为2个。上颌后三个磨牙牙根数均为3个。除此之外其他各牙牙根数为1个。

【上一前磨有变化，有人两个有人三】上句歌诀说明的是一般规律，但是上颌第一前磨牙有变化（较特殊），可见2根和3根。

89. 舌

舌根舌体与舌尖，各种乳头在上边。

触觉味觉它司管，发音吞咽功能兼。

注释：

舌是口腔中可随意运动的器官，位于口腔底，结构较多功能亦是多方面。此歌诀阐述了舌的形态、表面结构和主要功能（图 2-6）。

【舌根舌体与舌尖，各种乳头在上边】舌上面称舌背，被一"人"字形的界沟分为后 1/3 的舌根和前 2/3 大部的舌体，舌体的前端称舌尖，两者界线不明显。

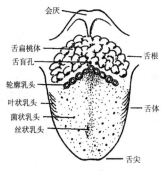

图 2-6　舌（背面）

在舌背的表面分布有丝状乳头、菌状乳头、轮廓乳头和叶状乳头等。

【触觉味觉它司管，发音吞咽功能兼】舌表面的舌乳头有感受触觉、味觉的功能，同时还有协助发音、吞咽，参与咀嚼的功能。

90. 舌感受味觉功能

前甜后苦侧面酸，掌管咸味尖两边。

注释：

感受味觉的感受器又叫味蕾，主要位于菌状乳头、轮廓乳头和丝状乳头内。味觉感受器具有感受酸、甜、苦、咸等味觉功能。舌不同部位的味蕾对各种味觉敏感程度不同。此歌诀主要说明感受不同味觉的味蕾敏感的位置。

【前甜后苦侧面酸，掌管咸味尖两边】舌体前部感受甜味刺激，近舌根部感受苦味刺激，舌两侧缘感受酸味刺激，舌尖部两侧缘感受咸味刺激。

91. 舌肌种类和功能

舌肌分两类，舌外与舌内。
外缩舌前伸，态变属于内。
注释：
舌是由舌肌和舌黏膜构成，此歌诀主要说明舌肌的种类和各自的功能（图2-7）。

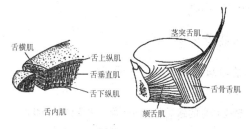

图 2-7　舌肌

【舌肌分两类，舌外与舌内】舌肌有两种：舌外肌名为颏舌肌，起自下颌骨的后面止于舌根部；舌内肌有上、下纵行、横行和垂直肌三种。

【外缩舌前伸，态变属于内】舌外肌收缩时改变舌的位置，可使尖前伸。舌内肌收缩时可使舌做出变短、变宽等形态变化和运动，协助发音、咀嚼、吞咽等功能。

92. 腮腺

三角楔形耳前下，
导管前行内穿颊。
开口位于颊黏膜，
平对上颌二磨牙。

注释：

在口腔周围有三对大唾液腺。本歌诀描述的是最大的一对唾液腺腮腺的形态、位置及导管走行及开口部位（图2-8）。

【三角楔形耳前下，

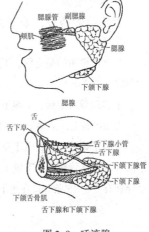

图 2-8 唾液腺

99

导管前行内穿颊】腮腺略呈三角楔形，位于耳郭前下方。腮腺导管由腮腺前缘穿出，在颧弓下缘一横指处紧贴咬肌表面前行，在咬肌前缘穿颊肌。

【开口位于颊黏膜，平对上颌二磨牙】腮腺导管开口于平对上颌第二磨牙的颊黏膜上。

93. 唾液腺开口部位

腮腺导管穿颊，下颌下出舌下。

舌下腺管两种，舌下阜襞觅它。

注释：

此歌诀说明的是腮腺、下颌下腺及舌下腺各导管开口的部位（图 2-8）。

【腮腺导管穿颊，下颌下出舌下】腮腺导管穿过颊部开口于颊黏膜上，下颌下腺开口于舌下阜。

【舌下腺管两种，舌下阜襞觅它】舌下腺导管有大、小两种，大导管通常与下颌下腺导管合并开口在舌下阜。小导管有 5～15 条开口在舌下襞。

94. 咽位置、长度及通向

上宽下窄顶颅底，下端六椎食管续。

鼻口喉咽分三部，口喉消化共呼吸。

注释：

咽是消化管上端膨大的部分，为前后略扁的肌性管道。此歌诀说明了咽的位置、长度及通向（图 2-3）。

【上宽下窄顶颅底，下端六椎食管续】咽的形态是上部宽大，向下缩窄，上部的顶点为颅底，向下平对第六颈椎体下缘续食管。

【鼻口喉咽分三部，口喉消化共呼吸】咽前壁不完整，上部与鼻腔相通，中部与口腔相通，下部与喉腔相通，故咽腔自上而下分为鼻咽、口咽和喉咽三部分，其中口咽和喉咽是消化系统和呼吸系统共用通道。

95. 食管

肌性细长分三部，起颈过胸进入腹。

沿途形成仨狭窄，起始左支穿膈处。

狭窄切牙离多远，一五二五四十数。

注释:

食管上续喉咽，沿椎体前方下行，经胸廓上口进入并穿过胸腔，经膈的食管裂孔再进入腹腔，下端在11胸椎左侧连胃的贲门。本歌诀说明食管的分部、狭窄部位及各处狭窄距中切牙的距离（图2-9）。

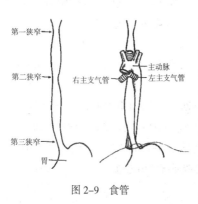

图2-9　食管

【肌性细长分三部，起颈过胸进入腹】食管是最细的一段肌性消化管。依其行程分为三部分，即颈段（颈部）、胸段（胸部）和腹段（腹部）。

【沿途形成仨狭窄，起始左支穿膈处】食管在行程中与邻接器官结构相汇接形成三处生理性狭窄，即第一狭窄在食管的起始处（与咽接续处）、第二狭窄在食管与左主支气管相交叉处、第三狭窄在食管穿过膈的食管裂孔处。

【狭窄切牙离多远，一五二五四十数】了解食管的三处狭窄距中切牙的距离具有很重要的临床意义。食管的三处狭窄距中切牙的距离分别是：第一处 15cm、第二处 25cm、第 3 处 40cm。

96. 胃

两口两弯向右转，膨大囊袋毗邻肝。
角切迹处最明显，贲底体幽四部全。
受纳食物初消化，分泌胃酶和胃酸。

注释：

此歌诀说明了胃的形态、分部和功能（图 2-10）。

【两口两弯向右转，膨大囊袋毗邻肝】胃有两个口，即入口叫贲门，出口叫幽门；还有两个弯，即胃的右上缘为凹缘，叫胃小弯，

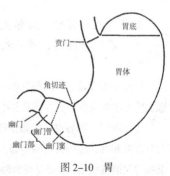

图 2-10 胃

胃的左下缘为凸缘，叫胃大弯。胃呈囊袋状，是消化管最膨大的部分，其右侧毗邻肝。

【角切迹处最明显，贲底体幽四部全】胃小弯的最低点呈角状，叫角切迹，是胃最明显的标志。胃分为四部，即贲门部、胃底、胃体和幽门部（临床称胃窦，被中央沟分为左侧的幽门窦和右侧的幽门管）。

【受纳食物初消化，分泌胃酶和胃酸】胃具有受纳食物、分泌胃液（各种胃酶、黏液和胃酸）和对食物进行初步消化的功能。

97. 胃的毗邻关系

前邻肝左膈腹壁，后邻左肾腺和胰。
大弯后下横肠过，胃底相邻膈与脾。
注释：
胃在中等充盈时，大部分位于左季肋区，小部分位于腹上区。本歌诀说明了胃周围主要的毗邻结构。

【前邻肝左膈腹壁，后邻左肾腺和胰】胃前壁右侧份与肝左叶相邻，左侧份与膈相邻，在剑突下方的一部分胃前壁与腹前壁相贴，该处是胃的触诊部位。胃后壁与左肾、左肾上腺和胰相邻。

【大弯后下横肠过，胃底相伴膈与脾】胃大弯后下方与横结肠相邻；胃底与膈和脾相邻。

98.十二指肠

十二指肠二十五，上降水平升四部。

上部内腔较光滑，溃疡好发在此处。

降部腔内有乳头，胆汁胰液由此入。

C形包绕胰头部，韧带悬吊终末处。

注释：

十二指肠是小肠的起始段，下续空肠。此歌诀说明了十二指肠的长度、分部、特点等（图2-11）。

【十二指肠二十五，上降水平升四部】十二指肠长约25cm，整体分为上部、

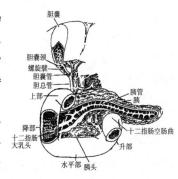

图2-11 十二指肠

105

降部、水平部和升部四部分。

【上部内腔较光滑，溃疡好发在此处】十二指肠上部左侧与幽门相接的一段肠壁较薄，内腔光滑无环状皱襞，称十二指肠球，是十二指肠溃疡好发部位。

【降部腔内有乳头，胆汁胰液由此入】十二指肠降部后内侧壁上有一纵行皱襞，皱襞下端有十二指肠大乳头突入腔内，胆总管和胰管汇合成肝胰壶腹，穿过肠壁开口于十二指肠大乳头，胆汁和胰液主要由此处注入十二指肠。在十二指肠大乳头的上方还有一个十二指肠小乳头，是副胰管的开口部位，部分胰液由此处注入。

【C形包绕胰头部，韧带悬吊终末处】十二指肠呈"C"形走行，包绕在胰头的周边。在十二指肠末端与空肠接续处形成十二指肠空肠曲，该处有十二指肠悬韧带附着，悬吊到膈脚处。十二指肠悬韧带即为临床中寻找空肠起始处的标志性结构。

99. 空肠

空肠平对二腰起，管粗壁厚多皱襞。

色泽红润吸收旺，壁内滤泡多孤立。

注释：

空、回肠是消化管中最长的一段，长 5 ~ 7m，位于腹腔的中、下部，周围为大肠环绕。两者没有明显的界线，本歌诀仅说明了空肠的特点，也可据此判断出回肠的特点。

【空肠平对二腰起，管粗壁厚多皱襞】空肠于第 2 腰椎左侧起于十二指肠空肠曲。空肠管径较粗，管壁较厚，腔内黏膜皱襞密而高。

【色泽红润吸收旺，壁内滤泡多孤立】空肠血管丰富，色泽红润，具有旺盛的吸收功能。空肠黏膜内有许多散在的孤立淋巴滤泡。

100. 盲肠、结肠特征性结构

盲肠结肠外面观，纵行肠带数有三。
囊状突起结肠袋，肠脂垂挂带周边。
沿着肠带寻阑尾，大肠小肠易分辨。
注释：

此歌诀叙述了盲肠和结肠外观主要特征性结构（图2-12）。

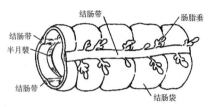

图 2-12　盲肠、结肠特征性结构

【盲肠结肠外面观，纵行肠带数有三】盲肠和结肠外观有沿肠表面均匀排列的三条纵行结肠带，是由纵行平滑肌增厚聚集而成。

【囊状突起结肠袋，肠脂垂挂带周边】在肠壁上有许多由横沟隔开而成的环形囊袋状突起，称为结肠袋。浆膜下脂肪聚集形成了许多大小不等的脂肪突起，称为肠脂垂，悬挂在三条结肠带附近。

【沿着肠带寻阑尾，大肠小肠易分辨】三条结肠带在盲肠盲端汇聚处就是阑尾根部的附着部位，临床中经常沿着三条结肠带的走行寻找阑尾根部。盲肠和结肠外观上具有三个特征性结构，即结肠带、结肠袋和肠脂垂，使得大肠和小肠在外观上很容易分辨。

108

101. 阑尾根部体表投影

直线连脐右髂前，中外三分交汇点。

压痛肌张反跳痛，临床判定阑尾炎。

注释：

阑尾根部连通盲肠后内侧壁，远端游离。阑尾伸展的位置较不恒定。无论阑尾的游离端怎样变化，但根部位置比较恒定。此歌诀说明的是阑尾根部的体表投影（图 2-13）。

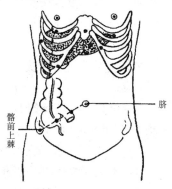

图 2-13　阑尾根部、肝的体表投影

【直线连脐右髂前，中外三分交汇点】在脐与右髂前上棘之间连一直线，将该直线分成内、中、外三等份，其中中 1/3 与外 1/3 交汇处称作"麦克伯尼"点（或麦氏点），即是阑尾根部在体表的投影。

【压痛肌张反跳痛，临床判定阑尾炎】临床中阑尾发炎时，会出现转移性右下腹疼痛，症状典型时在麦氏点可出现明显压痛，当阑尾坏死或穿孔时，出现的肌紧张和反跳痛更具诊断意义。

102. 结肠

结肠四部，升横降乙。

升起盲肠，肝下右曲。

横行胃下，左曲邻脾。

降邻左壁，左髂接乙。

乙状走行，直达三骶。

注释：

结肠位于盲肠和直肠之间，围绕在小肠周围。此歌诀说明了结肠的分部、走行等。

【结肠四部，升横降乙】结肠在走行过程中分为四部分，即升结肠、横结肠、降结肠和乙状结肠。

【升起盲肠，肝下右曲】升结肠始于盲肠，沿腹后壁右侧上升，至肝右叶下面转向左，形成结肠右曲。

【横行胃下，左曲邻脾】横结肠始于结肠右曲，在胃的下方向左行，在脾的下方转折向下形成结肠左曲。

【降邻左壁，左髂接乙】降结肠始于结肠左曲，沿腹后壁左侧下降，至左髂嵴水平面移行为乙状结肠。

【乙状走行，直达三骶】乙状结肠平左髂嵴处接续降结肠，呈乙字弯曲，向下进入盆腔，至第三骶椎平面续于直肠。

103. 直肠

上起三骶盆内走，冠面弯曲右左右。
骶前下行穿盆膈，肛管接续转向后。
矢状面上俩弯曲，会阴朝前骶朝后。
中间横襞位恒定，临床检查仔细求。

注释：

此歌诀说明了直肠的位置、生理弯曲和部分结构（图2-14）。

【上起三骶盆内走，冠面弯曲右左右】直肠在第3骶椎平面上接乙状结肠，在盆腔内下行。下行过程中，在冠状面上形成右左右的"S"形弯曲。

【骶前下行穿盆膈，肛管接续转向后】直肠在盆腔内沿骶骨前面下行，穿过盆膈下接肛管转向后方。

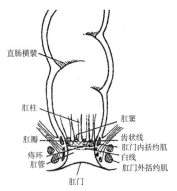

直肠横襞

肛柱
肛瓣
痔环
肛管

肛窦
齿状线
肛门内括约肌
白线
肛门外括约肌

肛门

图 2-14　直肠和肛管

【矢状面上俩弯曲，会阴朝前骶朝后】直肠下行过程中在矢状面上形成了两个生理性弯曲，即直肠骶曲突向后,直肠会阴曲突向前。这两个弯曲有重要临床意义。

【中间横襞位恒定，临床检查仔细求】直肠内壁上有上、中、下三个直肠横襞，其中中直肠横襞位置恒定，是临床检查的标志性结构。

104. 肛管

消化管的最末段，续接直肠在齿线。

齿线上下多不同，上皮神经和脉管。

内外痔疮此线分，临床疾病多关联。

注释：

肛管为大肠的末段，上端于盆膈处（内壁以齿状线为界）连于直肠，下端开口肛门，长 3cm ~ 4cm。此歌诀说明了肛管的部位、齿状线的临床意义（图 2-14）。

【消化管的最末段，续接直肠齿状线】肛管是消化管最末段，在穿过盆膈处（内壁上以齿状线为界）续接直肠。

【齿线上下多不同，上皮神经和脉管】齿状线是在胚胎发育过程中内胚层与外胚层相沟通时留下的残迹，从解剖学上成为上方的直肠与下方的肛管的分界线。在齿状线上、下有以下几方面的不同：①上皮组织不同：齿状线以上为单层柱状上皮，齿状线以下为复层皮扁平上皮；②神经分布不同：齿状线以上主要是内脏神经分布，齿状线以下主要是躯体神经分布；③血液循环不同：齿状线上方的血供主要来自于直肠上动脉和直肠下动脉。静脉回流主要入肠系膜下静脉和髂内静脉。齿状线下方的血供主要来自于阴部内动脉的肛动脉。静脉回流入髂内静脉；④淋巴回流不同：齿状线上方的淋巴回流入髂内淋巴结，齿状线下方的淋巴回流入腹股沟浅淋巴结至髂外淋巴结。

【内痔外痔此线分，临床疾病多关联】临床中把发生在齿状线以上的痔疮叫内痔，齿状线以下的叫外痔。另外肛门周围脓肿和肛瘘的内口、肛窦炎等疾病也都关联到齿状线。

105. 肝脏面

脏面两纵一横沟，右纵胆窝静脉沟。
左纵沟内两韧带，横沟肝门交通口。
肝门里面行管道，肝管门脉肝固有。
此面借沟分四叶，前方后尾和左右。

注释：

肝是人体最大的消化腺，呈棕红色，质软而脆，整体
形状呈楔形，可分膈、脏两面。本歌诀叙述肝脏面的结构
和脏面的分叶（图2-15）。

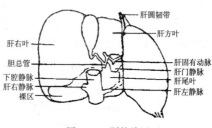

图 2-15　肝的脏面

114

【脏面两纵一横沟，右纵胆窝静脉沟】在肝的脏面有一呈"H"的沟，即左纵沟、右纵沟和横沟。右纵沟前部有一凹窝，称胆囊窝，容纳胆囊。右纵沟后部称腔静脉沟，有下腔静脉通过。

【左纵沟内两韧带，横沟肝门交通口】左纵沟前部容纳肝圆韧带；后部容纳静脉韧带。横沟又称肝门，是各结构出入肝的部位。

【肝门里面行管道，肝管门脉肝固有】出入肝门的有肝左管、肝右管、门静脉和肝固有动脉等。

【此面借沟分四叶，前方后尾和左右】肝脏面借"H"形沟分成四个叶，即横沟之前的方叶，横沟之后的尾状叶，左纵沟左侧的左叶和右纵沟右侧的右叶。

106. 肝体表投影

上界腋七右锁五，五肋间内左锁骨。

下界右腋平十肋，右锁中线肋弓处。

离开肋弓向左走，剑突下方三至五。

注释：

肝大部分位于右季肋区和腹上区，小部分可达左季肋区。本歌诀总结了体表投影的几个主要点（图2-13）。

【上界腋七右锁五，五肋间内左锁骨】肝的上界右侧腋中线第七肋，右锁骨中线第五肋。左侧锁骨中线第五肋间隙稍内侧。

【下界右腋平十肋，右锁中线肋弓处】肝下界右腋中线平第十肋，右锁骨中线和肋弓一致，正常不超过肋弓。

【离开肋弓向左走，剑突下方三至五】在右锁骨中线离开肋弓向左走行在剑突下3～5cm处。

107. 肝外输胆管道

左右肝管汇肝总，
肝总胆管汇胆总。

肝胰壶腹穿肠壁，
胆汁胰液排肠中。

注释：

此歌诀说明了肝外各段输胆管道的合成及开口（图2-16）。

【左右肝管汇肝总，肝

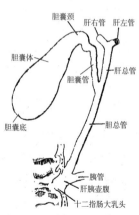

图2-16 胆囊、肝外输胆管道

总胆管汇胆总】肝左管和肝右管出肝门不远汇合成肝总管，肝总管末端与胆囊管合成胆总管。

【肝胰壶腹穿肠壁，胆汁胰液排肠中】胆总管在肝十二指肠韧带内，经十二指肠上部后方下行，至胰头处与胰管汇合，形成膨大的肝胰壶腹，肝胰壶腹斜行穿过十二指肠降部的肠壁，开口于十二指肠大乳头，将胆汁和胰液排泄入十二指肠。

108. 胆囊

　　底体颈管形如梨，贮存胆汁要牢记。
　　底部投影右肋弓，腹直肌外可触及。

注释：

此歌诀说明的是胆囊的分部、形态、功能及体表投影（图2-16）。

【底体颈管形如梨，贮存胆汁要牢记】胆囊呈梨形，可分为胆囊底、胆囊体、胆囊颈和胆囊管四部。功能是贮存和浓缩胆汁。

【底部投影右肋弓，腹直肌外可触及】胆囊底的体表投影位置在右肋弓与右侧腹直肌外缘相交处，当胆囊发炎时，此处可有压痛。

109. 胰腺

一二腰椎横位居，腹膜外位贴后壁。
十二指肠包胰头，胰体靠胃尾至脾。

注释：

胰是重要的消化腺，分泌多种消化酶，在胰内还有内分泌部。本歌诀主要说明的是胰的分部、位置和毗邻器官。

【一二腰椎横位居，腹膜外位贴后壁】胰的位置较深，在第一、二腰椎水平横贴于腹后壁，为腹膜外位器官。

【十二指肠包胰头，胰体靠胃尾至脾】胰头较宽大，在第二腰椎右前方，被十二指肠环抱。胰体是胰中间的大部分与胃后壁相邻。胰尾是左端狭窄细部，抵达脾门后下方。

110. 小网膜

肝门小弯球部间，双层腹膜相互连。
肝胃韧带左侧部，肝十二指肠右边。

十二指肠韧带内，重要结构进出肝。

胆总管，居右前，固有动脉在左前。

肝门静脉位居后，周围神经淋巴管。

参与构成网膜囊，还有一孔在右缘。

注释：

此歌诀说明了小网膜的位置、分部和内部结构等（图
2-17）。

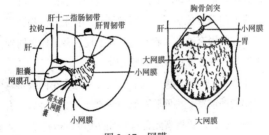

图 2-17　网膜

【肝门小弯球部间，双层腹膜相互连】小网膜是连于
膈、肝静脉韧带裂和肝门与胃小弯和十二指肠上部（球部）
之间的双层腹膜。

【肝胃韧带左侧部，肝十二指肠右边】小网膜可分

119

成左右两部分：左侧部从膈、肝静脉韧带裂连于胃小弯，称为肝胃韧带；右侧部从肝门连至十二指肠上部，称为肝十二指肠韧带。

【十二指肠韧带内，重要结构进出肝】在肝十二指肠韧带内有进出肝门的三个重要结构，即胆总管、肝固有动脉和肝门静脉。

【胆总管，居右前，固有动脉在左前】以上三种结构的位置关系是胆总管位于右前方，肝固有动脉位于左前方。

【肝门静脉位居后，周围神经淋巴管】肝门静脉位于胆总管和肝固有动脉二者之后，在上述三种结构的周围伴有神经丛、淋巴管和淋巴结等结构。

【参与构成网膜囊，还有一孔在右缘】小网膜参与构成网膜囊的前壁。小网膜右侧为游离缘，游离缘后方有一孔叫网膜孔，网膜囊借此孔与前面的腹膜腔相通。

111. 大网膜

起于大弯终横肠，下垂脐下急转上。
前后腹膜共四层，状如围裙前遮挡。
重要功能是防御，局限病灶观趋向。

注释：

此歌诀描述了大网膜的位置、形态和功能（图 2-17）。

【连接大弯横结肠，下垂脐下急转上，前后腹膜共四层，状如围裙前遮挡】大网膜是连于胃大弯和横结肠之间的前后共四层腹膜结构。前两层从胃大弯下垂到脐下方，急转向上移行为后两层至横结肠。大网膜状如围裙遮挡在横结肠、空肠和回肠前面。

【重要功能是防御，局限病灶观趋向】大网膜有很重要的防御功能，当腹腔器官发生炎症（入阑尾炎）时，炎性分泌物能刺激大网膜黏附包绕感染的器官，以限制炎症的蔓延，使感染被局限在一个小的范围内。临床中也可根据大网膜的趋向寻找感染病灶。

112. 腹膜内位器官

胃空回盲阑横乙，指上卵巢输卵脾。

注释：

此歌诀总结了腹膜内位器官所包括的器官名称。

【胃空回盲阑横乙，指上卵巢输卵脾】腹膜内位器官包括胃、空肠、回肠、盲肠、阑尾、横结肠、乙状结肠、十二指肠上部、卵巢、输卵管和脾。

113. 腹膜间位器官

升降直肠上，肝胆子宫膀。

注释：

此歌诀总结了腹膜间位器官所包括的器官名称。

【升降直肠上，肝胆子宫膀】腹膜间位器官包括升结肠、降结肠、直肠上部、肝、胆、子宫和膀胱。

114. 腹膜外位器官

输尿肾上肾胰脏，直下指肠水平降。

注释：

此歌诀总结了腹膜外位器官所包括的器官名称。

【输尿肾上肾胰脏，直下指肠水平降】腹膜外位器官包括输尿管、肾上腺、肾、胰腺、直肠下部、十二指肠水平部和降部。

115. 腹膜陷凹

腹膜反折成陷凹，最深之处肠前找。

腹腔积液汇于此，肠壁后穹可穿刺。

注释:

腹膜陷凹为腹膜在脏器间形成的一些较大而恒定的凹陷。此歌诀说明了陷凹的形成和临床意义（图2-18）。

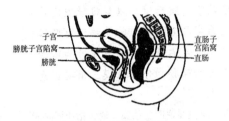

图2-18　女性盆腔陷凹

【腹膜反折成陷凹，最深之处肠前找】主要的腹膜陷凹位于盆腔，是由器官外表的腹膜相互移行反折构成。最深的陷凹位于直肠的前面，即男性为直肠与膀胱之间的直肠膀胱陷凹，女性为直肠与子宫间的直肠子宫陷凹。女性在膀胱与子宫间还有一较浅的膀胱子宫陷凹。

【腹腔积液汇于此，肠壁后穹可穿刺】腹腔内的积液多汇于最深的陷凹处，在男性可经直肠前壁向直肠膀胱陷凹穿刺，在女性直肠子宫陷凹与阴道后穹相邻，可经此穿刺抽取积液或引流进行诊断和治疗。

116. 肠系膜

肠系膜连腹后壁，双层腹膜把肠系。
里面穿行多结构，脉管神经淋巴续。
二腰椎左右骶髂，十五厘米为跨距。
小肠切除肠吻合，系膜三角要留意。

注释：

本歌诀主要说明肠系膜（通常指小肠系膜）的形态、起点、长度和功能。

【肠系膜连腹后壁，双层腹膜把肠系】肠系膜是双层的腹膜结构，将空、回肠连接固定在腹后壁上。

【里面穿行多结构，脉管神经淋巴续】在肠系膜的里面有动脉、静脉、神经、淋巴管及淋巴结。

【二腰椎左右骶髂，十五厘米为跨距】小肠系膜根从腹后壁第二腰椎左侧斜向右骶髂关节附近，跨距约15cm。

【小肠切除肠吻合，系膜三角要留意】空、回肠与肠系膜相连的系膜缘处的肠壁与两层腹膜围成三角形的腔隙，称为系膜三角；此处肠壁无腹膜覆盖，损伤后不易愈合，因此，在小肠切除行吻合术时，应注意妥善缝合肠壁，否则易出现肠瘘。

第三章　呼吸系统

117. 呼吸系统组成

肺与肺外呼吸道，气体交换在肺泡。

呼吸道以喉为界，上下区分要记牢。

注释：

呼吸系统是由肺外呼吸道和肺两大部分组成。此歌诀总结了呼吸系统的组成、气体交换部位和上下呼吸道分界（图3-1）。

【肺与肺外呼吸道，气体交换是肺泡】呼吸系统由肺和肺外呼吸道构成。气体交换的部位在肺泡。

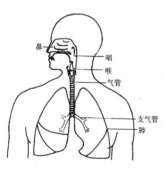

图3-1　呼吸系统组成

鼻
咽
喉
气管
支气管
肺

【呼吸道以喉为界，

上下区分要记牢】临床上通常把鼻、咽、喉称上呼吸道，把气管和各级支气管称下呼吸道。

118. 呼吸系统功能

呼吸系统气交换，鼻喉嗅觉发音兼。

注释：

此歌诀概括了呼吸系统的功能。

【呼吸系统气交换，鼻喉嗅觉发音兼】呼吸系统的主要功能是进行机体与外界环境间的气体交换，即吸入氧，呼出二氧化碳，以保证机体生理活动的正常进行。另外喉兼有发音功能，鼻兼有嗅觉功能。

119. 鼻腔结构和功能

两口四壁鼻中隔，三甲三道后隐窝。

内腔前后分两部，前衬皮肤后黏膜。

黏膜分区呼吸嗅，温润空气兼嗅觉。

鼻旁窦跟鼻泪管，开口鼻腔分泌多。

注释：

此歌诀概括了鼻腔的结构和功能（图3-2）。

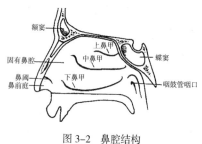

图3-2　鼻腔结构

（图中标注：额窦、上鼻甲、蝶窦、固有鼻腔、中鼻甲、鼻阈、下鼻甲、鼻前庭、咽鼓管咽口）

【两口四壁鼻中隔，三甲三道后隐窝】鼻腔是一前后狭长的腔隙，有前、后两个口，即鼻前孔和鼻后孔。有上、下和两个外侧壁。鼻腔被鼻中隔分成左右两个腔隙。在鼻腔两外侧壁上分别有上、中、下鼻甲，在每个鼻甲的下方又分别有上、中、下鼻道。在上鼻甲的后方有一浅窝，称蝶筛隐窝。

【内腔前后分两部，前衬皮肤后黏膜】鼻腔分为前部的鼻前庭和后部的固有鼻腔两部分。鼻前庭内腔衬以皮肤，长有鼻毛。固有鼻腔表面衬以黏膜。

【黏膜分区呼吸嗅，温润空气兼嗅觉】鼻黏膜分为呼吸区和嗅区，嗅区为上鼻甲及上鼻甲所对应鼻中隔部分的黏膜，其他部分的黏膜为呼吸区。呼吸区黏膜可以温暖、湿润空气，嗅区黏膜司嗅觉。

【鼻旁窦跟鼻泪管，开口鼻腔分泌多】四对鼻旁窦中

128

的额窦、上颌窦和筛窦都开口于鼻道，蝶窦开口于蝶筛隐窝，鼻泪管开口于下鼻道。这些结构将黏液和多余的泪液排放到鼻腔内。

120. 喉的结构

上接喉咽下气管，通气发音功能兼。
甲状环杓与会厌，环状软骨完整环。
环甲环杓两关节，喉肌围绕在周边。
声门裂部最狭窄，气道堵塞呼吸难。
环甲韧带居正中，急救通气可刺穿。

注释：

此歌诀简要说明了喉的位置、主要结构、功能和临床应用等（图3-3）。

【上接喉咽下气管，通气发音功能兼】喉是呼吸道的重要器官，上接喉咽，向下接续气管，临床中通常把喉以上的呼吸道即鼻、咽、喉称为上呼吸道。喉具有通气和发音的功能。

【甲状环杓与会厌，环状软骨完整环】喉是以软骨作为支架的器官，喉软骨包括甲状软骨、环状软骨、一对杓

129

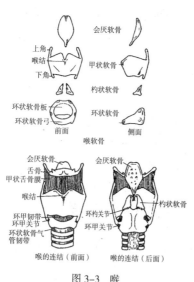

会厌软骨

上角
喉结
下角
甲状软骨

杓状软骨

环状软骨板
环状软骨弓
前面

环状软骨
侧面

喉软骨

会厌软骨
舌骨
甲状舌骨膜
喉结
环甲韧带
环甲关节
环状软骨气
管韧带
喉的连结（前面）

会厌软骨
杓状关节
杓状软骨
环杓关节
环甲关节
喉的连结（后面）

图 3-3　喉

状软骨和会厌软骨四部分。其中环状软骨是唯一呈完整环形的喉软骨，对保持气道通畅起重要作用。

【环甲环杓两关节，喉肌围绕在周边】喉的关节包括环甲关节（由甲状软骨下角与环状软骨两侧的关节面构成，可使甲状软骨作前倾和复位的运动）和环杓关节（由杓状软骨底与环状软骨板上缘的关节面构成，可使杓状软骨作旋转运动）。在关节的周边有喉肌附着喉软骨，主要调节声门裂的大小、声韧带的紧张和松弛以及喉口的开合等。

【声门裂部最狭窄，气道堵塞呼吸难】声门裂是呼吸道中最狭窄的部位，声门下腔部的黏膜下组织疏松，感染时易发生喉水肿，尤以婴幼儿更易发生急性喉水肿而至喉梗塞，产生呼吸困难。

【环甲韧带居正中，急救通气可刺穿】环甲正中韧带张于环状软骨弓上缘和甲状软骨下缘中部之间。因该处位置表浅，临床上如遇急性喉阻塞病人，可经此处切开或直接插入粗针头，以建立临时呼吸通道。

121. 环状软骨

完整环形指环状，前弓后板气管上。

承托甲状杓软骨，保证呼吸气通畅。

注释：

此歌诀说明了环状软骨的形态、位置及作用（图3-3）。

【完整环形指环状，前弓后板气管上】环状软骨是唯一呈完整环形的喉软骨，前部低窄呈弓形，称环状软骨弓，后部高宽呈板状，称环状软骨板。环状软骨位于气管上方。

【承托甲状杓软骨，保证呼吸气通畅】环状软骨以关节的形式承托连结着甲状软骨和杓状软骨。环状软骨的完整环形结构，对保证呼吸气道畅通起重要作用。

122. 会厌软骨

形似叶状司开阖，吞咽时把气口遮。

进食养成好习惯，勿要谈笑至呛咳。

注释：

此歌诀说明了会厌软骨的形态及功能（图3-3）。

【形似叶状司开阖，吞咽时把气口遮】会厌软骨形似树叶状，上端宽阔，下端狭细。随着喉的上提或下降，可关闭或张开喉口。吞咽时喉上提，会厌软骨把通气的喉口遮住，使食物进入食管。

【进食养成好习惯，勿要谈笑至呛咳】在吞咽瞬间不能呼吸、说话和谈笑，否则下行的食物容易坠入气道，导致呛咳。

123. 气管

气管分为颈胸段，后邻食管下行伴。

胸骨角处始分叉，C形软骨环作架。

环间平滑结缔连，气管切开三五间。

注释:

此歌诀描述了气管的分段、结构、邻近器官和分叉部位（图 3-4）。

【气管分为颈胸段，后邻食管下行伴】气管按其行程位置可分为颈、胸两段。与后面的食管相邻向下伴行。

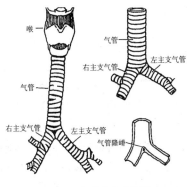

图 3-4　气管和主支气管

【胸骨角处始分叉，C 形软骨环作架】气管在平对胸骨角平面处分为左、右主支气管。气管由 14～17 个呈 "C" 形缺口向后的透明软骨环作为支架，构成后壁平坦的圆柱状通气管道。

【环间平滑结缔连，气管切开三五间】各软骨环之间借助平滑肌和结缔组织相连接。临床气管切开常选在第 3～5 气管软骨环处施行。

124. 左、右主支气管

左支气管细平长，右支粗短垂直降。

注释：

气管的第一级分支称主支气管，左、右各一，位于气管杈与两侧肺门之间。此歌诀说明的是左、右主支气管的特征（图3-4）。

【左支气管细平长，右支粗短垂直降】左主支气管管径细，走行较水平，较长。右主支气管管径粗，较短，走行较垂直。因此，气管异物易坠入右主支气管。

125. 肺的形态及左、右肺特征

尖底两面与三缘，左肺狭长右宽短。
肺底又称作膈面，前缘右直左侧弯。
右肺多一水平裂，分叶左二右为三。
两肺相向纵隔面，外贴胸壁胸肋面。

注释：

肺为呼吸系统中进行气体交换的场所。本歌诀说明的是肺的一般形态和左、右肺各自的特征（图3-5）。

【尖底两面与三缘，左肺狭长右宽短】肺的形态近似圆锥状，具有一尖、一底、两面和三缘。形态是左肺狭长（受心包影响），右肺宽短（受肝右叶影响）。

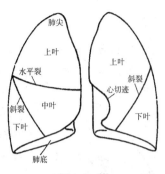

图 3-5　肺

【肺底又称作膈面，前缘右直左侧弯】肺底朝向膈，故又称作膈面。右肺前缘走向垂直，左肺前缘从左侧第四肋软骨处向左凹陷，形成心切迹。

【右肺多一水平裂，分叶左二右为三】两侧肺均有裂隙，左肺被一斜裂分为左肺上叶和左肺下叶两叶；右肺除有斜裂以外，还有一水平裂，两个裂隙将右肺分成右肺上叶、右肺中叶和右肺下叶三叶。

【两肺相向纵隔面，外贴胸壁胸肋面】两肺的内侧面相向朝向纵隔，称作纵隔面。贴近胸廓内面的肺面称作胸肋面。

126. 肺门

纵隔面上有肺门，出入支管脉管神。
各种成分膜包绕，形成束状称肺根。

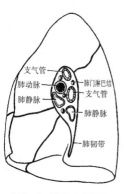

支气管
肺动脉
肺静脉
肺门淋巴结
支气管
肺静脉
肺韧带

图3-6 肺门（右侧）

注释：

此歌诀说明的是肺纵隔面（内侧面）所见的主要结构（图3-6）。

【纵隔面上有肺门，出入支管脉管神】肺纵隔面中部有一凹陷开口称肺门。出入肺门的主要结构有主支气管、肺动脉、肺静脉、淋巴管和神经等。

【各种成分膜包绕，形成束状称肺根】以上出入肺门的各种结构被结缔组织和胸膜包绕成束状称肺根。

127. 胸膜

胸膜分为脏壁层，两者肺根处移行。

脏壁围成胸膜腔，左右两腔互不通。

胸膜腔内呈负压，少量浆液来润通。

炎性渗出存隐窝，抽取积液验分明。

胸背针刺现憋闷，不可忽视查气胸。

壁层胸膜分四部，肋膈纵隔胸膜顶。

注释：

此歌诀概括地说明了胸膜的分部、胸膜腔的形成、壁胸膜的分部及临床意义（图3-7）。

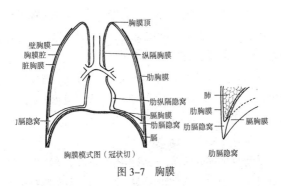

图3-7　胸膜

【胸膜分为脏壁层，两者肺根处移行】胸膜是覆盖于两侧肺表面和胸廓内面的浆膜，被覆于肺表面的部分称脏胸膜或肺胸膜；衬附于胸壁内面、纵隔侧面和膈上面的部分，称壁胸膜。两者在肺根处相互移行。

【脏壁围成胸膜腔，左右两腔互不通】每一侧的脏、壁两层胸膜在肺根处相互移行围成一个完全封闭的潜在性的腔隙，称胸膜腔。胸膜腔左、右各一，互不相通。

【胸膜腔内呈负压，少量浆液来润通】胸膜腔内呈负压，是肺扩张的重要因素。腔内含少量浆液，可减少呼吸时胸膜间的摩擦。

【炎性渗出存隐窝，抽取积液验分明】胸膜出现炎性改变时，渗出液汇入到胸膜腔最低部位的肋膈隐窝内，临床中常在此穿刺抽取积液作病理分析。

【胸背针刺现憋闷，不可忽视查气胸】胸、背部的胸壁较薄，在针灸针刺时要掌握好针刺深度，避免伤及壁胸膜，一旦在针刺后病人出现憋闷等临床表现时，一定要及时检查是否出现了气胸，及时治疗。

【壁层胸膜分四部，肋膈纵隔胸膜顶】壁胸膜依其所在部位可分四部分，即肋胸膜、膈胸膜、纵隔胸膜和胸膜顶。

128. 肺、胸膜下界体表投影

肺界锁中第六肋，八肋腋中相交汇。

十肋肩胛十棘突，胸膜降二肩胛悖。

注释：

此歌诀从胸部四条标志线上说明了肺和胸膜下界的投影（图 3-8）。

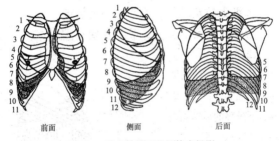

图 3-8　肺和胸膜下界的体表投影

【肺界锁中第六肋，八肋腋中相交汇】肺的下界在锁骨中线处与第六肋相交，腋中线与第八肋相交。

【十肋肩胛十棘突，胸膜降二肩胛悖】肩胛线与第十肋相交处，在接近脊柱外侧处平第十胸椎棘突，以上是肺下界的体表投影。胸膜下界的体表投影在对应各标志线处普遍比肺下界降低两肋，只是在肩胛线处有所不同，是平对第十一肋。

129. 纵隔

两侧纵隔胸膜间，各种结构在里边。
过角平面分上下，下纵心包居中间。
上纵上腔及三管，迷弓腺膈左喉返。
后纵迷奇主动脉，三管半奇胸交感。

注释：

此歌诀主要说明的是纵隔的分部及上纵隔、下纵隔的后纵隔内存在的结构（图3-9）。

【两侧纵隔胸膜间，各种结构在里边】纵隔是两侧纵隔胸膜之间所有器官和组织结构的总称。

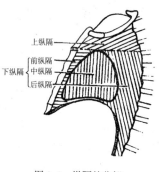

图3-9 纵隔的分部

【过角平面分上下，下纵心包居中间】纵隔以胸骨角平面为界分为上纵隔和下纵隔。下纵隔又以心包为界分为前纵隔（心包与胸骨之间）、中纵隔（心包占据的位置）和后纵隔（心包与脊柱胸段之间）。

【上纵上腔及三管，迷弓腺膈左喉返】在上纵隔内有上腔静脉、三管（气管、食管和胸导管）、迷走神经、主动脉弓、胸腺、膈神经和左喉返神经。

【后纵迷奇主动脉，三管半奇胸交感】在下纵隔的后纵隔内有迷走神经、奇静脉、胸主动脉、三管（主支气管、食管和胸导管）、半奇静脉和胸交感干。

第四章　泌尿系统

130. 泌尿系统组成

　　肾管膀道四器官，泌输贮排分别担。

　　注释：

　　此歌诀说明的是泌尿系统组成及其各器官主要功能（图4-1）。

　　【肾管膀道四器官，泌输贮排分别担】泌尿系统包括四个主要器官，即肾、输尿管、膀胱和尿道。肾主要

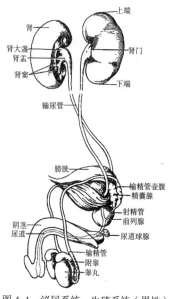

图4-1　泌尿系统、生殖系统（男性）

是分泌产生尿液、输尿管主要是输送尿液、膀胱主要是贮存尿液、尿道主要是排除尿液。

131. 肾的形态与功能

肾是泌尿的器官，两面两缘上下端。

内缘凹陷有肾门，动静盂神走里边。

肾门陷入成肾窦，盂盏血管脂肪填。

肾脏还能泌肾素，间接作用肾小管。

注释：

肾是实质性器官，新鲜肾呈红褐色，表面光滑，质柔软，重120～150g。此歌诀说明了肾的形态、功能和存在的结构（图4-1、图4-2）。

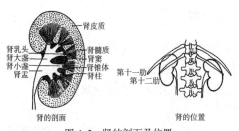

图 4-2　肾的剖面及位置

【肾是泌尿的器官，两面两缘上下端】肾是成对的泌尿器官，形似豇豆，有前、后两面（厚 3 ~ 4cm），内、外两缘（宽 5cm）和上、下两端（长 10cm）。

【内缘凹陷有肾门，动静盂神走里边】肾内侧缘中部凹陷，称肾门，有肾动脉、肾静脉、肾盂和神经等出入。

【肾门陷入成肾窦，盂盏血管脂肪填】由肾门深入肾实质之间的腔隙称肾窦，肾窦内有肾盂、肾大盏、肾小盏、动脉、静脉和神经、脂肪等组织。

【肾脏还能泌肾素，间接作用肾小管】肾脏除是泌尿器官以外，还兼有内分泌的功能，能产生肾素，肾素作用于肾上腺皮质产生醛固酮，醛固酮再作用于肾小管进一步吸收原尿中的水和钠离子。

132. 肾位置

腹膜外位脊柱边，左高右低椎体半。
肾门平对一腰椎，十一二和十二三。
两肾后方行末肋，左经中间右上端。
注释：
此歌诀概括了左、右肾在脊柱两侧各自和高度平面（图

4-2）。

【腹膜外位脊柱边，左高右低椎体半】肾是腹膜外位器官，位于腹腔的后上部，脊柱两侧。两侧肾脏的高度不同，右肾由于受到肝右叶影响，较左肾位置偏低，高度差约为半个椎体。

【肾门平对一腰椎，十一二和十二三】两侧的肾门约平对第一腰椎体。左肾大约介于第十一胸椎和第二腰椎之间，右肾大约介于第十二胸椎和第三腰椎之间。

【两肾后方行末肋，左经中间右上端】两侧的第十二肋分别经过两肾的后方，左侧的第十二肋斜过左肾中部，右侧的第十二肋斜过右肾的上端。

133. 肾被膜

纤维囊贴肾表面，病理改变易粘连。
脂肪囊位居中间，封闭药物注里面。
外层筋膜厚又牢，稳固肾脏连两边。

注释：

此歌诀说明了肾的被膜层次及临床意义（图4-3）。

【纤维囊贴肾表面，病理改变易粘连】纤维囊紧贴肾

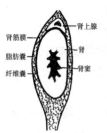

肾上膜
肾筋膜
脂肪囊
纤维囊
肾
肾窦

图 4-3　肾的背膜

实质表面，是一层薄面坚韧的结缔组织膜，容易与肾实质分离，病理改变时，易与肾实质发生粘连。

【脂肪囊位居中间，封闭药物注里面】脂肪囊是肾三层被膜的中间层，临床做肾封闭术时，把药物注入脂肪囊内。

【外层筋膜厚又牢，稳固肾脏连两边】最外层的肾筋膜坚韧牢固，前后两层在上端包裹肾上腺融合在一起，下端两层分开，之间有输尿管通过，两侧分别与胸腰筋膜相愈着，对稳固肾脏起重要作用。

134. 输尿管

输尿管细长管状，上续肾盂下接膀。
腹盆壁内分三段，输送尿液持续忙。
三处狭窄应牢记，起始越髂穿膀胱。

注释：

此歌诀说明了输尿管的走行、分段和狭窄部位（图4-4）。

【输尿管细长管状，上续肾盂下接膀】输尿管为一对细长的肌性管道，长 25cm ～ 30cm，上端起自肾盂，下端终于膀胱。

【腹盆壁内分三段，输送尿液持续忙】输尿管为腹膜外位器官，接续肾盂，沿腰大肌前面下行，经小骨盆上口(跨越髂血管)进入盆腔，斜行到膀胱底，穿过膀胱壁终止于膀胱。根据走行部位分为三段，即腹段(部)是由起始处至骨盆上口处；盆段(部)是由骨盆上口至膀胱底处；壁内段（部）是输尿管斜穿膀胱壁的部分。输尿管的主要功能就是将肾脏产生的尿液输送到膀胱内贮藏。

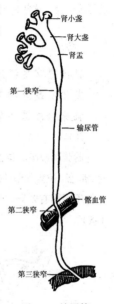

肾小盏
肾大盏
肾盂
第一狭窄
输尿管
髂血管
第二狭窄
第三狭窄

图 4-4　输尿管

【三处狭窄应牢记，起始越髂穿膀胱】输尿管在行程中形成了三个生理性狭窄，即第一狭窄位于输尿管起始处（肾盂与输尿管移行处）；第二狭窄位于跨越髂血管处（小骨盆上口处）；第三狭窄位于穿

147

过膀胱壁处。这些狭窄部位常是结石滞留处。

135. 膀胱

肌性器官呈锥形，空虚位于盆腔中。

尖体底颈分四部，充盈腹膜往上顶。

临床检查需憋尿，B超穿刺才易行。

注释：

膀胱属腹膜间位器官，主要功能是贮存尿液。膀胱大小、形态、位置和壁的厚薄随贮存尿液的多少、年龄、性别、个体不同而有差异。此歌诀说明了膀胱的位置和形态（图4-5）。

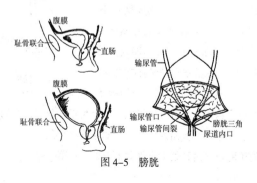

图 4-5　膀胱

【肌性器官呈锥形，空虚位于盆腔中】膀胱是肌性囊。未充盈的膀胱位于盆腔的前部，呈三棱锥体形。

【尖体底颈分四部，充盈腹膜往上顶】膀胱形态分为尖、体、底、颈四部，即顶端尖细，朝向前上方，称膀胱尖；底部呈三角形，朝向后下方，称膀胱底；尖、底部之间的大部分，称膀胱体；膀胱下部，即尿道内口接触前列腺的部分，称膀胱颈。膀胱属腹膜间位器官，膀胱充盈时，膀胱顶膨向上高出耻骨联合以上，膀胱与腹前壁的腹膜返折线也随之上移。

【临床检查需憋尿，B超穿刺才易行】临床中嘱患者憋尿，使膀胱膨隆，可以方便B超检查。在膀胱膨隆状态下，膀胱与腹前壁之间的腹膜返折线也随之上移，使膀胱顶高出耻骨联合上缘，行膀胱穿刺时可避免伤及腹膜。

136. 膀胱三角

膀胱底部内腔中，此区盈虚黏膜平。
输尿管口尿道口，围成三角得其名。
膀胱结核与肿瘤，好发部位要记清。

注释：

此歌诀说明了膀胱三角的位置、特点。

【膀胱底部内腔中，此区盈虚黏膜平】膀胱三角位于在膀胱底的内面，无论在膀胱充盈还是空虚时，此区域的黏膜均无皱襞，表面较平。

【输尿管口尿道口，围成三角得其名】两输尿管在膀胱底内面的开口与尿道内口之间围成的三角形区域称膀胱三角。

【膀胱结核与肿瘤，好发部位要记请】膀胱三角部位相对薄弱，是膀胱结核和肿瘤的好发部位。

137. 女性尿道特点

宽短直行是特点，尿道外口前庭前。

后邻阴道讲卫生，预防尿路逆感染。

注释：

女性尿道功能单一，只有排尿功能。此歌诀总结了女性尿道的特点。

【宽短直行是特点，尿道外口前庭前】女性尿道的特点是管径较宽（0.8cm），距离较短（3～5cm），走行较直，只有排尿功能。尿道外口开口在阴道前庭的前部。

【后邻阴道讲卫生，预防尿路逆感染】女性尿道后邻阴道，并且与阴道都开口在阴道前庭，所以保持局部清洁卫生，对预防尿路逆行感染尤为重要。

第五章 生殖系统

138. 生殖腺功能

睾丸卵巢生殖腺，生殖细胞激素产。

产生激素维性征，生殖细胞种族传。

注释:

此歌诀概要说明了生殖腺的主要功能。

【睾丸卵巢生殖腺，生殖细胞激素产】男性生殖腺是睾丸，产生男性生殖细胞精子和雄性激素；女性生殖腺是卵巢，产生女性生殖细胞卵子和女性激素即雌激素和孕激素。

【产生激素维性征，生殖细胞种族传】生殖腺产生性激素，对促进性器官发育、维持性机能和人体的第二性征有非常重要作用。生殖细胞参与繁殖功能，维持种族繁衍和流传。

139. 睾丸形态位置

表面光滑成双对，位于恒温阴囊内。

两面两缘上下端，出入结构后缘汇。

性成熟期体最大，老年缩小功能退。

注释：

此歌诀着重说明的是睾丸位置、形态（图5-1）。

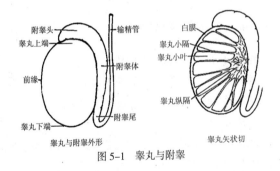

图5-1　睾丸与附睾

【表面光滑成双对，位于恒温阴囊内】睾丸呈微扁的卵圆形，是成对的器官，位于阴囊当中。阴囊的肉膜舒缩可使阴囊松弛或收缩，以调节阴囊内的温度约低于体温20℃，有利于精子的发育。

【两面两缘上下端，出入结构后缘汇】睾丸分为比较平坦的内侧面（贴近阴囊中隔）和略微隆凸的外侧面，前缘和后缘，上端和下端。前缘游离，后缘与附睾和输精管起始段相接触，睾丸的血管、神经和淋巴管由此出入。

【性成熟期体最大，老年缩小功能退】新生儿的睾丸相对较大，性成熟期以前生长较慢，随着性成熟发育迅速；老年人的睾丸随性功能的衰退而逐渐萎缩变小。

140. 精子产生的排出途径

精曲小管内生长，进入精直睾丸网。
再经输出入附睾，贮存营养获能量。
输精射精和尿道，平滑收缩助排畅。
注释：
此歌诀说明了精子从产生到排出体外，途中经过的结构（图5-2）。

【精曲小管内生长，进入精直睾丸网】精曲小管又称生精小管，是产生精子的部位，生精小管在近睾丸纵隔处变为短而直的管道，称精直小管。精直小管进入睾丸纵隔相互吻合成睾丸网。

【再经输出入附睾，贮存营养或能量】由睾丸网形成十多条睾丸输出小管进入附睾。附睾具有储存、输送和营养精子的作用，精子在附睾内进一步发育成熟，获取能量。

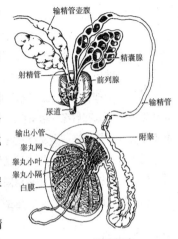

图 5-2　输精管道

【输精射精和尿道，平滑收缩助排畅】附睾直接延续为输精管，输精管至膀胱底的后方与精囊腺的排泄管汇合成射精管。射精管直接开口在尿道前列腺部。射精时，上述输尿管道平滑肌、尿道括约肌收缩，协助精液外溢、排出体外。

141. 附睾

附睾形如新月状，贮存精子供营养。
头体尾部分三段，尾与输精管接上。

155

注释：

附睾由睾丸输出小管弯曲蟠绕而成，各输出小管的末端汇入一条附睾管。此歌诀说明了附睾的形态、位置、分部及移行的结构（图 5-1、图 5-2）。

【附睾形如新月状，贮存精子供营养】附睾呈新月状，位于睾丸的上端和后缘，精子在产生以后到达附睾内贮存、获取营养和能量，进一步发育成熟。

【头体尾部分三段，尾与输精管接上】附睾可分为三部：上部膨大称为附睾头，中部扁圆称为附睾体，下端较细，称为附睾尾。附睾尾直接延续为输精管。

142. 输精管

肌性管道细又长，起自睾尾抵膀胱。
单一功能输精子，末端壶腹汇精囊。
全长共分成四段，绝育精索段扎上。

注释：

此歌诀概括说明了输精管形态结构、起始、分部和功能（图 5-2、图 5-3）。

【肌性管道细又长，起自睾尾抵膀胱】输精管是以平

滑肌为主构成长约50cm
的细长管道。起自附睾
尾，入腹、盆腔后抵达
膀胱底的后面。

【单一功能输精
子，末端壶腹汇精囊】
输精管的末端膨大称输
精管壶腹，末端与精囊
腺的排泄管汇合形成射
精管的起始端，至此，
输精管输送的精子与精
囊腺产生的液体成分方始汇合。

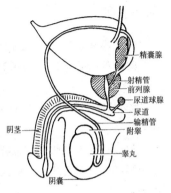

图 5-3　男性生殖器官

【全长共分成四段，绝育精索段扎上】输精管全长分
为四段（部），即睾丸部（附睾尾部上升到附睾头平面）；
精索部（又称皮下部，介于附睾头与腹股沟管浅环之间的
皮下）；腹股沟管部（位于腹股沟管内的部分）和盆部（自
腹股沟管深环弯向内下入骨盆腔，再弯向内至膀胱后面形
成膨大的输精管壶腹，为输精管最长的一段）。临床做男
性输精管结扎术时，结扎部位为精索部。

143. 前列腺

实质器官呈栗状，上邻膀胱后直肠。

尿道射精管穿过，增生肥厚排尿障。

注释：

此歌诀概要说明了前列腺的位置、形态及结构特点（图 5-2）。

【实质器官呈栗状，上邻膀胱后直肠】前列腺为栗状实质性器官，上邻膀胱，后邻直肠。经直肠指诊可触及前列腺沟。

【尿道射精管穿过，增生肥厚排尿障】尿道纵穿前列腺中央，称尿道前列腺部，射精管穿过前列腺实质，开口于尿道前列腺部。当前列腺内结缔组织增生，出现肥大挤压尿道时，可导致排尿障碍。

144. 精索

三层被膜条索状，脉管精管神经藏。

位于睾丸深环间，绝育结扎别误伤。

注释：

此歌诀说明了精索的形态、构成、位置及临床意义。

【三层被膜条索状，脉管精管神经藏】精索为成对软柔的条索状结构，有三层被膜，内部主要结构包括睾丸动脉、蔓状静脉丛、淋巴管、输精管和神经等。

【位于睾丸深环间，绝育结扎别误伤】精索位于睾丸上端至腹股沟管深环之间。临床做男性绝育手术结扎输精管时，应注意不要伤及与其伴行的其他结构。

145. 阴囊

皮肤肉膜构阴囊，中隔分成左右腔。

睾丸附睾居腔内，精子发育恒温箱。

注释：

阴囊呈囊袋状，为男性外生殖器之一。此歌诀说明阴囊的构成和功能（图5-4）。

【皮肤肉膜构阴囊，中隔分成左右腔】阴囊主要由皮肤和肉膜构成。肉膜向内深入形成阴囊中隔将阴囊分成左、右两腔。

【睾丸附睾居腔内，精子发育恒温箱】在左、右阴囊腔中分别容纳两侧的睾丸和附睾。阴囊肉膜可随环境温度的变化而收缩和舒张，调节阴囊内温度比体温低2°，维持恒温状态。睾丸产生的精子在这种"恒温箱"内可很好地生存、发育。

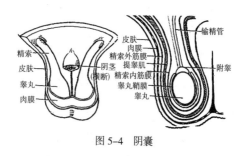

图 5-4　阴囊

146.男性尿道

三部三窄两弯曲，排尿排精二合一。

三处狭窄耻下弯，临床导尿需留意。

注释：

男性尿道起于膀胱的尿道内口，终于阴茎头的尿道外口成人尿道长 18 ~ 20cm，尿道内径平均为 5 ~ 7mm，有一定的扩展性。此歌诀说明了男性尿道的功能、分部、弯曲及狭窄部位（图 5-3）。

【三部三窄两弯曲，排尿排精二合一】男性尿道全长可分三部（前列腺部、膜部和海绵体部）；三个狭窄（尿道内口、膜部和尿道外口）；两个弯曲（耻骨下弯和耻骨前弯，其中耻骨下弯较恒定）。男性尿道有排尿和排精两项功能。

【三处狭窄耻下弯，临床导尿需留意】男性尿道的三个狭窄部位以及耻骨下弯（位于耻骨联合下方，凹向前上，由尿道前列腺部、膜部和海绵体部起始端共同形成。此弯因尿道固定而不能改变），在临床导尿时要注意这些部位，避免损伤尿道。

147. 卵巢

卵巢窝内来居住，上下两端韧带固。
前缘系膜连阔带，脉管神经此出入。
输卵管伞接上端，产生卵子泌激素。
各段年龄形态异，排卵以后瘢痕出。

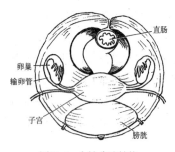

图 5-5　女性盆腔结构

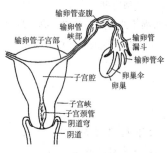

图 5-6　输卵管和子宫

注释：

卵巢是女性生殖腺，此歌诀说明卵巢的位置、固定装置、功能和形态变化（图 5-5、图 5-6）。

【卵巢窝内来居住，上下两端韧带固】卵巢位于盆腔卵巢窝内，是成对的生殖腺，其位置相当于髂内、外动脉夹角处。卵巢上端连接有起自小骨盆侧壁的卵巢悬韧带（内含有卵巢血管、淋巴管、神经丛、结缔组织和平滑肌等），下端连接有卵巢固有韧带（自卵巢下端连接至输卵管与子宫结合处的后下方），以上两种韧带都对固定卵巢位置起重要作用。

【前缘系膜连阔带，脉管神经此出入】卵巢具有内、外两个面；前、后两个缘和上、下两个端。其后缘游离，前缘借助卵巢系膜连接在子宫阔韧带上，连接系膜处称卵巢门，有卵巢动脉、静脉、淋巴管和神经出入。

【输卵管伞接上端，产生卵子泌激素】卵巢上端，又称输卵管端，与输卵管末端（输卵管漏斗和输卵管伞。卵巢排出的卵子由此处进入输卵管）相接触。卵巢的功能是产生卵细胞和女性激素。

【各段年龄形态异，排卵以后瘢痕出】卵巢大小、形状随年龄变化有很大差异。幼女的卵巢较小；性成熟期最大，35～40岁卵巢开始缩小，闭经以后逐渐萎缩。幼女的卵巢由于没有排卵而表面光滑；青春期开始，随着排卵的开始，在卵巢表面出现瘢痕，多次排卵导致表面凹凸不平。

148. 输卵管

细长弯曲似喇叭，输卵受精全靠它。

肌性管道分四部，绝育手术峡部扎。

注释：

此歌诀概括了输卵管的形态、分部、功能和临床结扎部位（图5-6）。

【细长弯曲似喇叭，输卵受精全靠它】输卵管是成对、细长、弯曲的喇叭形器官，长10～12cm。其主要功能是输送卵子，壶腹部又是受精部位。

【肌性管道分四部，绝育手术峡部扎】输卵管为肌性器官，分为四部分，即子宫部、峡部、壶腹部和漏斗部。女性绝育手术的结扎部位在峡部。

149. 子宫

前邻膀胱后直肠，前倾前屈位中央。

倒置梨形分三部，底体颈部阴道上。

月经周期内膜蜕，孕育胎儿供营养。

妊娠峡部伸展好，剖宫经此入宫腔。

注释：

子宫是一壁厚、腔小的肌性器官，具有产生月经和受精卵发育成长胎儿的场所。其形、结构、大小和位置随年龄、月经周期和妊娠情况而变化。此歌诀说明了子宫的位置、形态、分部和特点（图5-5、图5-6）。

【前邻膀胱后直肠，前倾前屈位中央】子宫前方邻膀胱，后面邻直肠。呈轻度前倾前屈位（前倾即整个子宫向前倾斜，子宫长轴与阴道长轴之间形成一个向前开放略大于90°的钝角。前屈是指子宫体与子宫颈不在同一条直线上，两者间形成一个向前开放约170°的钝角）。子宫位居小骨盆腔中央。子宫位置异常，可导致女性不孕。

【倒置梨形分三部，底体颈部阴道上】成年未孕子宫呈前后略扁的倒置梨形。子宫由上至下分为三部分，即子宫底、子宫体和子宫颈，其中子宫颈的下部深入到阴道上端，故子宫颈又分为阴道上部和阴道部两部分。

【月经周期内膜蜕，孕育胎儿供营养】未受孕的子宫腔内膜随月经周期会发生周期性变化，内膜脱落产生月经。受孕时子宫腔内膜给胎儿提供营养支持。

【妊娠峡部伸展好，剖宫经此入宫腔】子宫峡部具有很好的伸展性，在非妊娠期，此部不明显，仅有1cm长。在妊娠期，随胎儿不断长大，峡部逐渐伸展变成子宫下段。妊娠末期此部可延长至7~11cm。峡壁逐渐变薄，产科常在此处进行剖宫术，可避免进入腹膜腔，减少感染的机会。

150. 子宫的固定装置

阔韧带，侧展开，防止子宫左右摆。
圆韧带，向前方，前倾子宫防后仰。
主韧带，向侧上，提拉宫颈防下降。
骶韧带，后上提，维持子宫成前屈。

注释：

子宫的正常位置主要靠韧带、盆膈、尿生殖膈和阴道
的承托以及周围结缔组织的牵拉等作用来维持。此歌诀主
要说明子宫韧带的名称和功能（图5-7）。

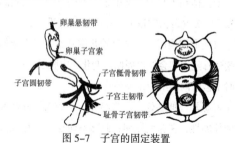

图5-7　子宫的固定装置

【阔韧带，两边开，防止子宫左右摆】子宫阔韧带，
由前后两层腹膜构成，呈额状位展开，将子宫固定在两侧

166

盆壁。此韧带可限制子宫向两侧摆动。

【圆韧带，向前方，前倾子宫防后仰】子宫圆韧带起于子宫体前面的上外侧，向前外侧弯行，穿经腹股沟管，散为纤维止于阴阜和大阴唇的皮下，维持子宫前倾，防止后仰。

【主韧带，向侧上，提拉宫颈防下降】子宫主韧带，从子宫颈两侧缘延伸至盆侧壁，较坚韧。是维持子宫颈正常位置，防止子宫脱垂的重要结构。

【骶韧带，后上提，维持子宫成前屈】子宫骶韧带起自子宫颈后面的上外侧，向后弯行绕过直肠的两侧，止于第2，3骶椎前面的筋膜。此韧带向后上牵引子宫颈，协同子宫圆韧带维持子宫的前倾前屈位。

151. 阴道

肌性器官前后扁，排经导精与分娩。

阴道口位前庭后，上端通向宫颈管。

注释：

此歌诀概括了阴道的构造、功能及开口（图5-8）。

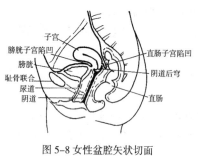

子宫
膀胱子宫陷凹
膀胱
耻骨联合
尿道
阴道
直肠子宫陷凹
阴道后穹
直肠

图5-8 女性盆腔矢状切面

【肌性器官前后扁，排经导精与分娩】阴道为前后略扁的肌性器官，富于伸展性，是排出月经、导入精液和娩出胎儿的通路。

【阴道口位前庭后，上端通向宫颈管】阴道下端的阴道口位于阴道前庭的后边（前边有尿道外口）。阴道上端借子宫口通向子宫颈管。

152. 乳房

上二三，下六七，胸骨旁线腋中居。

乳头锁中四五肋，深层附着胸前壁。

切开排脓放射状，橘皮改变需留意。

注释：

人的乳房为成对的器官，男性不发达，女性于青春期后开始发育生长，妊娠和哺乳期的乳房有分泌活动，老年妇女乳房萎缩。此歌诀概括了女性青春期后乳房的位置、病变现象和手术切口等（图5-9、图5-10）。

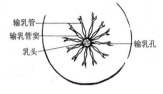

图5-9　乳房（1）

【上二三，下六七，胸骨旁线腋中居】成年未哺乳女性的乳房呈半球形，位置一般在以下四条直线界定的范围内，即上界在第2、3肋之间；下界在第6、7肋之间；内侧界为胸骨旁线；外侧界为腋中线。

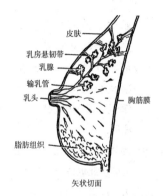

图5-10　乳房（2）

【乳头锁中四五肋，深层附着胸前壁】乳头位置在锁骨中线第四肋间隙（第4、5肋之间）。乳房深层借助乳房悬韧带附着胸前壁。

【切开排脓放射状，橘皮改变需留意】乳房内的乳腺

169

小叶以乳头为中心呈放射状排列。临床做乳腺增生或乳腺脓肿手术时，切口也应呈放射状，可减少对乳腺小叶和输乳管的损伤。乳腺与浅层皮肤之间借助韧带相连，乳腺肿瘤病变时可使乳房表面呈橘皮样改变，需要重视。

153. 会阴

耻骨下，尾骨尖，坐骨结节位两边。
广义会阴菱形界，骨盆下口组织填。
前后分成俩三角，穿行结构记心间。
狭义会阴区域小，生殖器后肛门前。
深层汇聚中心腱，分娩保护防贯穿。

注释：

会阴有广义和狭义之分。此歌诀概括说明了广义会阴界限、区分、穿行结构和狭义会阴的位置及临床意义（图5-11）。

【耻骨下，尾骨

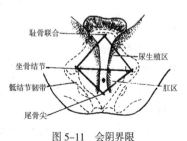

耻骨联合
坐骨结节
骶结节韧带
尾骨尖
尿生殖区
肛区

图 5-11 会阴界限

尖，坐骨结节位两边，广义会阴菱形界，骨盆下口组织填】广义会阴为封闭小骨盆下口所有软组织的总称，是以前方的耻骨联合下缘、后方的尾骨尖、左右两侧的坐骨结节四点为标记围成的菱形区域。

【前后分成俩三角，穿行结构记心间】广义会阴的菱形区域，借助两侧坐骨结节连线分成前、后两个三角区，即前部的尿生殖三角（尿生殖区），男性有尿道穿过，女性有尿道和阴道穿过和后部的肛门三角（肛门区），有肛管通过。

【狭义会阴区域小，生殖器后肛门前】狭义会阴是外生殖器和肛门之间的软组织，区域相对较小。

【深层汇聚中心腱，分娩保护防贯穿】狭义会阴的深层由许多会阴肌汇聚形成会阴中心腱（会阴体），可协助加强盆底，在女性较大且有韧性，在分娩时要保护此区，以免撕裂导致阴道与肛管、直肠相贯穿。

第六章　循环系统

154. 心

心血管系泵一样，间隔分成四个腔。
左右半心不相通，房室之间口开放。
瓣膜确保定向流，风湿病变需早防。
先天疾病出漏洞，唇青紫绀身乏氧。

注释：

心位于胸腔两侧纵隔胸膜之间的心包内，为循环系统的动力器官。此歌诀概要描述了心的构造、功能和临床意义（图6-1）。

【心血管系泵

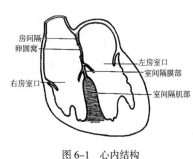

房间隔
卵圆窝
左房室口
室间隔膜部
右房室口
室间隔肌部

图 6-1　心内结构

一样，间隔分成四个腔】心是心血管系像泵一样的动力器官，收缩时将血液压入动脉，舒张时将血液由静脉吸回心。心为中空性器官，内腔被以心肌为主的间隔结构分为左、右半心和每侧半心上方的心房和下方的心室，共有四个腔。

【左右半心不相通，房室之间口开放】左、右半心之间借助房间隔（左右心房之间）和室间隔（左右心室之间）相间隔而不通。右半心内是静脉血，左半心内是动脉血。同侧半心的心房和心室之间借助房室口相通。

【瓣膜确保定向流，风湿病变需早防】房室口的心室侧均有瓣膜，左房室口处为二尖瓣、右房室口处为三尖瓣。在肺动脉口和主动脉口处也分别有三个半月形的瓣膜，即肺动脉瓣和主动脉瓣。当心室舒张时，三尖瓣和二尖瓣开放，肺动脉瓣和主动脉瓣关闭，心室吸引心房和大静脉的血液；当心室收缩时，三尖瓣和二尖瓣关闭，肺动脉瓣和主动脉瓣开放，血液被压入大动脉（右心室的静脉血进入肺动脉干，左心室的动脉血进入主动脉）。以上过程周而复始进行。瓣膜的定向开放，使血液沿着一定方向和途径流动，并防止血液逆流。心的瓣膜是由心内膜向心腔折叠而成。心内膜易受到风湿病的影响，致使心瓣膜变硬或变

173

形，导致瓣膜关闭不全，有时还可造成心瓣膜的粘连，使心瓣膜不能正常开放，房室口或动脉口狭窄，从而导致血液循环的功能障碍。

【先天疾病出漏洞，唇青紫绀身乏氧】部分先天性心脏病，间隔缺损，左、右半心互通，如先天性卵圆孔未闭，部分静脉血与动脉血在心内混杂，导致机体组织血氧量不足，出现口唇发青、紫绀等乏氧现象。

155. 动脉

起自心室弹性强，运送血液离心脏。
肺循环中静脉血，抵达肺泡换气忙。
体循环中动脉血，遍布全身富含氧。
大中小微分四级，到达毛细供营养。
注释：
此歌诀说明了动脉的概念、主要结构特点和分类。

【起自心室弹性强，运送血液离心脏】动脉发自心室，是运送血液离开心的血管。大动脉管壁富有弹力纤维，有较大的弹性。

【肺循环中静脉血，抵达肺泡换气忙】血液循环依据功能和行程分为肺循环（小循环）和体循环（大循环）两种。肺循环的动脉经各级分支抵达肺泡周围，进行气体交换，将静脉血（含二氧化碳较高的血液）转换成动脉血（含氧较高的血液），汇入肺静脉。

【体循环中动脉血，遍布全身富含氧】体循环的动脉行程长，遍布全身，动脉中是富含氧的动脉血。

【大中小微分四级，到达毛细供营养】动脉在体内分成大、中、小、微四级，微动脉连接毛细血管。毛细血管位于组织间隙，跟组织之间进行物质交换。

156. 静脉

粗大静脉连心房，运送血液回心脏。
管径相比动脉粗，张力不如动脉强。
静脉内腔有瓣膜，向心回流是保障。
体循环中分浅深，相互沟通运输忙。

注释：

此歌诀概括说明了静脉的概念、分类和特点。

【粗大静脉连心房，运送血液回心脏】静脉是运送血液返回心脏的血管。静脉跟动脉一样，也分为大、中、小、微四级。静脉起自毛细血管的静脉端，向心方向汇集，依次汇成微静脉、小静脉、中静脉，最后汇成大静脉连接心房。

【管径相比动脉粗，张力不如动脉强】同级别的静脉比相应动脉管径粗，血管张力较动脉小。

【静脉腔内有瓣膜，向心回流是保障】人体内大部分的静脉内有瓣膜，称静脉瓣，成对，半月形，游离缘朝向心。受重力影响较大的四肢静脉的瓣膜多，而躯干较大的静脉少或无瓣膜。静脉瓣是保证血液向心流动和防止血液逆流的重要血管结构。

【体循环中分浅深，相互沟通运输忙】体循环静脉分为浅、深静脉：浅静脉多位于皮下筋膜内，又称皮下静脉，不与动脉伴行，最后注入深静脉。深静脉位于深筋膜的深面，与动脉伴行，又称伴行静脉。深静脉的名称和行程与伴行动脉相同，引流范围与伴行动脉的分布范围大体一致。

157. 毛细血管

动静脉管末梢间，细小管道相互连。
组织间隙交成网，营养代谢物质换。
量多壁薄通透好，腔内血液流速缓。

牙釉角膜晶状体，毛皮软骨无血管。

注释：

毛细血管是物质交换的场所，在身体分布广泛，此歌诀主要描述了毛细血管位置、特点及分布等。

【动静脉管末梢间，细小管道相互连】毛细血管是连接动、静脉末梢之间的微细管道。

【组织间隙交成网，营养代谢物质换】毛细血管位于组织间隙内，相互交织成网状，与组织液之间进行物质交换，送去营养物质，带走代谢产物。

【量多壁薄通透好，腔内血液流速缓】毛细血管在人体分布极其广泛。毛细血管的管壁极薄（8～10微米），仅有血管内皮和基膜，有较好的通透性。管腔内血液流速缓慢，便于物质交换。

【牙釉角膜晶状体，毛皮软骨无血管】毛细血管在人体分布极其广泛，只有少数的部位、结构中无毛细血管，比如牙釉质、角膜、晶状体、毛发、上皮组织和软骨组织。

158. 体循环途径

体循环起左心室，连接动脉细分支。

输送营养到全身，组织间隙换物质。

毛细血管静脉端，汇聚静脉纳属支。

上下腔和冠状窦，注入右心房内止。

注释：

体循环又叫大循环，此歌诀概括了体循环的主要循环
途径和功能（图6-2）。

【体循环起左
心室，连接动脉细分
支】体循环起自左心
室，血液由左心室先
注入主动脉，循序再
进入各级动脉分支。

【输送营养到
全身，组织间隙换物
质】体循环的动脉把
富含营养的血液运送
到全身各处的毛细血
管，与组织液之间进
行营养成分和代谢产

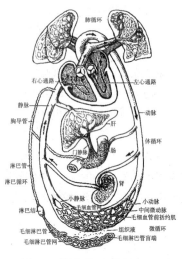

图6-2　体循环与肺循环模式图

178

物的物质交换。

【毛细血管静脉端，汇聚静脉纳属支】体循环的静脉
起自毛细血管的静脉端，由微、小、中、大逐级汇成。各
级静脉吸纳属支的静脉血向心流动。

【上下腔和冠状窦，注入右心房内止】体循环的静脉
最后汇集成上腔静脉、下腔静脉和冠状窦，将全部体循环
的静脉血收集注入到右心房，体循环结束。

159.心位置

位居心包中纵隔，前面大部胸膜遮。
胸前平对二六肋，五八胸椎后对着。
三分之一中线右，剩余大部在左侧。
心脏注射需精准，第四肋间胸骨左。

注释：

此歌诀概括了心的生理位置和临床心内注射部位（图
3-9、图6-3）。

【位居心包中纵隔，前面大部胸膜遮】心位于中纵隔
的心包内。心前方大部分被胸膜遮盖，仅前下部一小区域
借心包与胸骨体、肋软骨相邻。

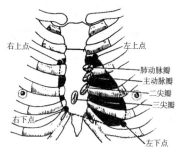

右上点　　　　　　左上点
　　　　　　　　　　肺动脉瓣
　　　　　　　　　　主动脉瓣
　　　　　　　　　　二尖瓣
　　　　　　　　　　三尖瓣
右下点
　　　　　　　左下点

图 6-3　心的位置和体表投影

【胸前平对二六肋，五八胸椎后对着】心前方在平对第 2～6 肋软骨高度，胸骨体的后面。后方平对着第 5～8 胸椎高度。

【三分之一中线右，剩余大部在左侧】心约 1/3 部分在前中线的右侧，另外 2/3 的大部分在中线的左侧。

【心脏注射需精准，第四肋间胸骨左】由于心的前方大部分被肺和胸膜遮盖，仅前下方一小区域借心包与胸骨体下半和左第 2～6 肋软骨相邻，因此临床行心内注射时，应在左侧第 4 肋间隙紧贴胸骨左缘刺入，可避免刺伤肺、胸膜和胸廓内静脉。

160. 心外形

倒置略扁圆锥体，两面三缘尖和底。
左右心耳四条沟，冠状血管沟内居。

180

冠状沟呈环形绕，房室分界作依据。

前后室间沟斜行，左右心室界分明。

后房间沟位心底，房间交界寻这里。

三沟心表交汇处，房室交点要牢记。

注释：

此歌诀描述了心的外形和心表面主要结构（图6-4）。

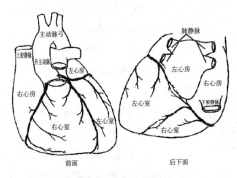

图6-4　心的外形

【倒置略扁圆锥体，两面三缘尖和底】心的外形近似倒置、略扁的圆锥体，稍大于本人的拳头。心可分为两面：胸肋面（朝向前上方，大部分由右心室构成）、膈面（朝

181

向后下方，邻接膈，大部分由左心室构成）；三缘：左缘纯圆，主要由左心室构成。右缘垂直向下，由右心房构成。下缘接近水平位，由右心室和心尖构成；一个尖：心尖（朝向左前下方，由左心室构成）；一个底：心底（朝向右后上方，大部分由左心房构成）。

【左右心耳四条沟，冠状血管沟内居】心表面有左、右两个心耳和四条沟（冠状沟、前室间沟、后室间沟和后房间沟）。冠状血管行走在前三条沟内。

【冠状沟呈环形绕，房室分界作依据】冠状沟呈环形环绕在心表面，是心房与心室在心表面的分界。

【前后室间沟斜行，左右心室界分明】胸肋面和膈面分别有斜行的前室间沟和后室间沟，是左、右心室在心表面的分界。

【后房间沟位心底，房间交界寻这里】后房间沟位于心底，是右心房与右肺上、下静脉交界处的浅沟，是左、右心房在心表面的分界。

【三沟心表交汇处，房室交点要牢记】后房间沟、后室间沟与冠状沟的相交处称房室交点，是心表面的一个重要标志。此处是左、右心房与左、右心室后面相互接近之处，其深面有重要的血管和神经等结构。

161. 右心房主要结构

右心房内结构多，三入一出卵圆窝。

注释：

此歌诀说明了右心房可见到的几个主要结构（图6-5）。

【右心房内结构多，三入一出卵圆窝】右心房在四个心腔当中，结构是比较多的，其中有三个入口：上腔静脉口、下腔静脉

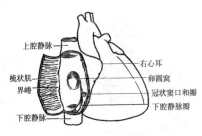

图6-5　右心房结构

口和冠状窦口；一个出口：右房室口；一个窝：在房间隔右房侧下部有一卵圆形浅窝，称卵圆窝，是胎胚时期卵圆孔闭锁的遗迹。

162. 心内瓣膜

内膜折叠成瓣膜，心室里面来落座。

尖瓣左二右三片，房室口处来附着。

动脉口处半月瓣，顺流开放递闭合。

注释：

此歌诀说明了心内瓣膜的名称、位置和功能（图6-6）。

【内膜折叠成瓣膜，心室里面来落座】在左、右心室里存在由心内膜折叠形成的四种瓣膜，即左心室内的二尖瓣和主动脉瓣；右心室内的三尖瓣和肺动脉瓣。

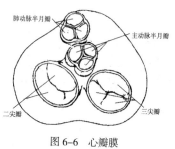

图6-6　心瓣膜

【尖瓣左二右三片，房室口处来附着】尖瓣附着在房室口的心室侧。左房室口边缘的二尖瓣环处有两片尖瓣，称二尖瓣。右房室口边缘的三尖瓣环处有三片尖瓣，称三尖瓣。

184

【动脉口处半月瓣，顺流开放逆闭合】在肺动脉口处有三个呈半月形的瓣膜称肺动脉瓣，在主动脉口处有三个呈半月形的瓣膜称主动脉瓣。以上四种瓣膜装置的作用就是顺血流开放，逆血流关闭，保证血液沿着一定方向和通道流动，防止血液逆流。

163. 窦房结

窦房结，形如梭，自律收缩它起搏。

注释：

此歌诀概括了窦房结的形态和功能（图6-7）。

【窦房结，形如梭，自律收缩它起搏】窦房结由特殊分化的心肌细胞构成，呈梭形，是心自动节律兴奋的发源地，是心的正常起搏点。

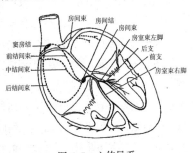

图6-7　心传导系

164. 心传导系

正常起搏窦房结，次级起搏房室结。
结间传到结间束，房室左右浦肯野。
自动节律传导性，异常心律查交界。

注释:

心传导系位于心壁内，由特化分化的心肌纤维构成，具有自律性和传导性，维持心正常的节律舒缩。此歌诀说明了心传导系的构成（图6-7）。

【正常起搏窦房结，次级起搏房室结】窦房结是心的正常起搏点，是心节律性兴奋的发源地。房室结是位于房室交界区（又叫房室结区，是心传导系在心房与心室互相连接部位的特化心肌结构，位于房室隔内。由房室结、房室结的心房扩展部和房室束的近侧部三部分组成）的中央部分，是心重要的次级起搏点。

【结间传到结间束，房室左右浦肯野】心传导系的组成除窦房结、房室结以外，还包括结间束，房室束，左、右束支和浦肯野纤维网。其中结间束的具体存在方式，迄今尚无明确的形态学证据。目前普遍认为结间束是将窦房结的兴奋传至心房和房室结的中间环节。

【自动节律传导性，异常心律查交界】心传导系具有自动节律性和传导性，是维持心自动节律性收缩舒张的系统。许多复杂的心律失常在房室交界区发生，此区具有重要的临床意义。

165.冠状动脉

冠状动脉窦壁边，发出冠脉左右展。
左冠旋支前室间，左心室间右室前。
右冠沿沟右后转，后室间支和右旋。
剩余心壁它都管，室间左室后补全。

注释：

此歌诀描述了营养心的冠状动脉发出部位及左、右冠状动脉的主要分支和营养范围（图6-8）。

【冠状动脉窦壁边，发出冠脉左右

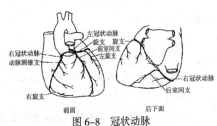

图6-8　冠状动脉

展】心的血液供应来自左、右冠状动脉。左、右冠状动脉起自左、右冠状动脉窦窦壁上的冠状动脉口。左、右冠状动脉发出后沿冠状沟分别向左、右展行。

【左冠旋支前室间，左心室间右房前】左冠状动脉主要的分支有旋支和前室间支。左冠状动脉主要的供血范围是左半心、室间隔的前 2/3 和右心室前壁的一部分。

【右冠沿沟右后转，后室间支和右旋】右冠状动脉沿冠状沟转向右后方，其主要的分支有后室间支和右旋支。

【剩余心壁它都管，室间左室后补全】除以上左冠状动脉的供血范围以外，其他部分的心壁都由右冠状动脉供血，即右半心、窦房结、室间隔后 1/3 和左心室后壁的一部分。

166. 心静脉

心浅静脉有三条，心大心中与心小。
共同汇入冠状窦，收集范围在心表。
注释：
此歌诀说明了心浅静脉的注入及收集范围（图 6-9）。

188

【心浅静脉有三条，心大心中与心小】心壁的静脉分浅、深两部分。深静脉大部分直接分注心腔内。心浅静脉主要有三条，即心大静脉、心中静脉和心小静脉。

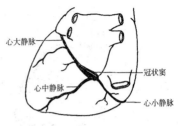

图 6-9　心的静脉

【共同汇入冠状窦，收集范围在心表】心大、心中和心小三条浅静脉收集心壁浅层及心表的静脉血，分别汇入到冠状窦内，由冠状窦再汇入右心房。

167. 心包

纤维膜内浆膜囊，双重包裹护心脏。
纤维心包外固定，浆膜心包利舒张。

注释：

此歌诀描述了心包的层次及功能（图 6-10）。

【纤维膜内浆膜囊，双重包裹护心脏】心包是包裹心和出入心的大血管根部的纤维浆膜囊。分为外部的纤维心

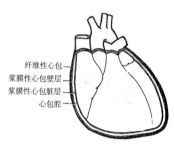

纤维性心包
浆膜性心包壁层
浆膜性心包脏层
心包腔

图 6-10 心包（前壁切除）

包和内部的浆膜心包两部分。双重心包对心脏起到固定和保护的作用。

【纤维心包外固定，浆膜心包利舒张】纤维心包是坚韧的结缔组织囊，它的上部与出入心的大血管外膜相延续，下部附着于膈的中心腱。对心脏起重要的稳固作用。浆膜心包分脏、壁两层。两层在出入心的大血管根部相互移行围成浆膜心包腔。心包腔内有少量浆液，起润滑作用，可减少心脏在搏动时的摩擦，有利于心的收缩与舒张。

168. 心体表投影

右三六，左二五，借助标线和胸骨。
确定四点连成线，心界体表投影出。
注释：
心在胸前的体表投影可用四点及其连线来确定。此歌诀概要说明了四个点的位置（图6-3）。

【右三六，左二五，借助标线和胸骨】右上点：右侧第3肋软骨上缘，距胸骨右缘约1.0cm；右下点：右侧第6胸肋关节处；左上点：左侧第2肋软骨下缘，距胸骨左缘约1.2cm；左下点：左侧第5肋间隙，距前正中线7～9cm（或锁骨中线内侧1～2cm，即心尖部位）。

【确定四点连成线，心界体表投影出】右上点、右下点间微突向右的连线为心右界；左上点、左下点间微突向左的连线为心左界。以上四点间的连线即为心位置的体表投影。

169. 主动脉

动脉主干分三段，升弓降部连续看。

弓上三支左至右，左锁左颈头臂干。

注释：

本歌诀说明了主动脉的分部及主动脉弓的三大分支。

【动脉主干分三段，升弓降部连续看】体循环的动脉主干为主动脉，是全身最粗大的动脉。主动脉按走行依次分为三部分，即升主动脉、主动脉弓和降主动脉。

【弓上三支左至右，左锁左颈头臂干】主动脉弓上壁由左至右有三大分支，即左锁骨下动脉、左颈总动脉和头臂干（无名动脉）。

170. 颈总动脉起始部位

头颈主干为颈总，左右起点各不同。
右为二级起头臂，左为一级起脉弓。

注释：

此歌诀说明的是左、右颈总动脉的起始部位（图6-11）。

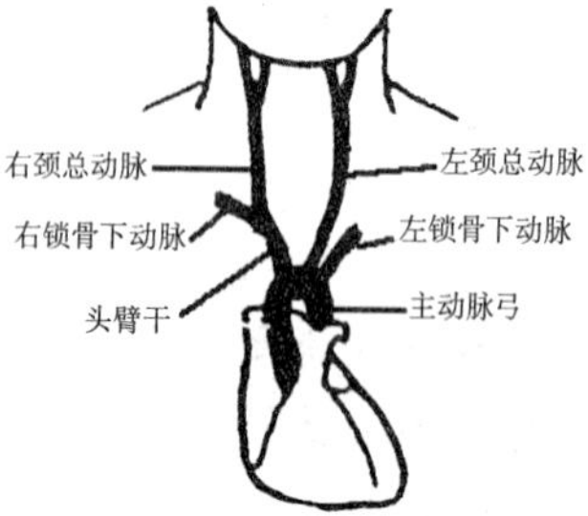

图 6-11　颈总动脉起始

右颈总动脉　　　　左颈总动脉
右锁骨下动脉　　　左锁骨下动脉
头臂干　　　　　　主动脉弓

【头颈主干为颈总，左右起点各不同】头颈部动脉主干为颈总动脉，左、右起点位置不同。

【右位二级起头臂，左为一级起脉弓】右颈总动脉为主动脉的二级分支，起自头臂干（无名动脉）。左颈总动脉为主动脉的一级分支，起自主动脉弓。

171. 颈外动脉分支

甲舌面枕与咽升，耳后上颌颞浅终。
屏前咬肌下颌下，按压止血要记清。

注释：

此歌诀概括了颈外动脉沿途的主要分支和头面部的止血部位（图6-12）。

【甲舌面枕与咽升，耳后上颌颞浅终】颈外动脉起自颈总动脉，沿胸锁乳突肌深面上行，穿腮腺实质向上移行为两条终支。沿途的主要分支有：甲状腺上动脉、舌动脉、面动脉、枕动脉、咽升动脉、耳后动脉，继而分为上颌动脉和颞浅动脉两条终支。

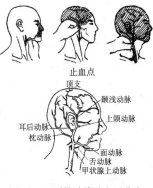

图 6-12　颈外动脉及主要分支

【屏前咬肌下颌下，按压止血要记清】颞浅动脉在耳屏前方颧弓根部可摸到颞浅动脉的搏动，在此处压迫颞浅动脉，可进行额部、颞部和颅顶部的临时性止血。面动脉在咬肌前缘与下颌骨下缘交界处位置表浅，可摸到其搏动，在此处将面动脉压向下颌骨，可进行面部临时性止血。

172. 锁骨下动脉

右起头臂左起弓，
斜角肌间向外行。

一肋外续腋动脉，
胸廓内椎甲状颈。

注释：

此歌诀概括了锁骨下动脉的起点、走行和发出的主要分支（图6-11、图6-13）。

【右起头臂左起弓，斜角肌间向外行】右锁骨下动脉起自头臂干，左锁骨下动脉起自主动脉弓。

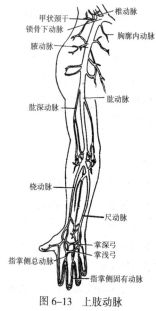

图6-13 上肢动脉

甲状颈干
锁骨下动脉
腋动脉
肱深动脉
桡动脉
指掌侧总动脉
椎动脉
胸廓内动脉
肱动脉
尺动脉
掌深弓
掌浅弓
指掌侧固有动脉

锁骨下动脉经胸廓上口到颈根部，呈弓形经胸膜顶前上方，穿斜角肌间隙向外走行。

【一肋外续腋动脉，胸廓内椎甲状颈】锁骨下动脉到第一肋外缘移行为腋动脉，沿途发出主要的分支有：胸廓内动脉、椎动脉和甲状颈干。

173. 腋动脉

续接锁下一肋平，腋窝深部下外行。

旋肱上外肩峰胛，背阔下缘移行肱。

注释：

此歌诀概括了腋动脉的走行及主要分布区域（图6-13）。

【续接锁下一肋平，腋窝深部下外行】腋动脉在平第一肋外缘水平续接锁骨下动脉，在腋窝深部向下外行走。

【旋肱上外肩峰胛，背阔下缘移行肱】腋动脉的主要分支有旋肱前动脉、旋肱后动脉、胸上动脉、胸外侧动脉、胸肩峰动脉和肩胛下动脉。腋动脉在背阔肌下缘处移行为肱动脉。

174. 肱动脉

臂部内侧居沟中，正中神经来伴行。
肱深动脉行桡沟，下至肘窝桡骨颈。
臂部止血需牢记，勿要损伤桡神经。

注释：

此歌诀概要描述了肱动脉的走行、主要分支和临床意义（图6–13）。

【臂部内侧居沟中，正中神经来伴行】肱动脉上接腋动脉，在臂部肱二头肌内侧沟内与正中神经伴行向下。

【肱深动脉行桡沟，下至肘窝桡骨颈】肱动脉发出一重要分支，即肱深动脉斜向后外方在桡神经沟内与桡神经伴行，营养肱三头肌和肱骨。肱动脉下行至肘窝内桡骨颈水平，分为桡动脉和尺动脉。

【臂部止血需牢记，勿要损伤桡神经】肱动脉位置浅表，可在肱二头肌内侧沟处触及其搏动，当前臂和手出血时，可在臂中部用指压法将该动脉压向肱骨，以达到临时止血的目的。如果使用止血带止血，应避开臂部中1/3部，以免因长时间压迫位于桡神经沟内的桡神经造成该神经的损伤。

175. 掌浅弓

桡浅支汇尺脉终，吻合形成掌浅弓。
凸缘三条指掌总，小指尺掌侧内行。
连同拇主要分支，五指血液全提供。

注释：

此歌诀说明了掌浅弓的形成、位置和发出的主要动脉
（图6-14）。

【桡浅支汇尺脉终，吻合形成掌浅弓】桡动脉的掌浅支与尺动脉的终末支吻合形成掌浅弓。掌浅弓位于手掌侧屈指肌腱的浅面。

【凸缘三条指掌总，小指尺掌侧内行】在掌浅弓的

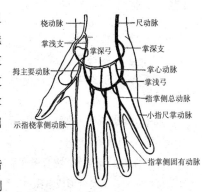

图 6-14　掌浅弓、掌深弓

桡动脉
掌浅支
拇主要动脉
示指桡掌侧动脉
尺动脉
掌深弓
掌深支
掌心动脉
掌浅弓
指掌侧总动脉
小指尺掌侧动脉
指掌侧固有动脉

凸侧缘发出三条指掌侧总动脉和一条由掌浅弓内侧端发出的小指尺掌侧动脉（行走在小指的尺掌侧缘）。三条指掌侧总动脉又分别发出两条指掌侧动脉，分布于 2 到 5 指的相对缘。

【连同拇主要分支，五指血液全提供】桡动脉终支发出的拇主要动脉又发出三条动脉，分别行走在拇指的两侧缘和食指的桡掌侧缘。以上各动脉在五指的两侧缘行走、分布，给手指供血。

176. 掌深弓

尺深支汇桡脉终，吻合形成掌深弓。
四条掌心起凸缘，浅行注入指掌总。
两弓联合供血液，浅弓受压血绕行。

注释：

此歌诀概要说明了掌深弓的形成、分支及两弓形成的意义（图 6-14）。

【尺深支汇桡脉终，吻合形成掌深弓】尺动脉的掌深支与桡动脉的终支吻合形成掌深弓。

【四条掌心起凸缘，浅行注入指掌总】在掌深弓的凸侧缘发出四条掌心动脉，向掌浅侧行走，外侧三条分别注入三条指掌侧总动脉，内侧一条注入小指尺掌侧动脉。

【两弓联合供血液，浅弓受压血绕行】掌浅弓和掌深弓联合给手指供血。在手抓握工具等情况下，掌浅弓受到压迫，手指的血液供应可由掌深弓提供。

177. 胸主动脉分支

胸主动脉在胸壁，
肋间后九肋下一。
脏支包括支气管，
心包食管全凑齐。
注释：
胸部动脉主干为胸主动脉，为主动脉弓的直接延续，于后纵隔中向内下行走，渐由脊柱左侧转向脊柱前方，穿膈的主动脉裂孔后移行为腹主动脉。

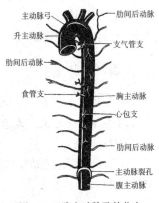

主动脉弓
升主动脉
肋间后动脉
食管支
肋间后动脉
支气管支
胸主动脉
心包支
肋间后动脉
主动脉裂孔
腹主动脉

图 6-15　胸主动脉及其分支

199

此歌诀说明了胸主动脉发出壁支和脏支的动脉名称（图6-15）。

【胸主动脉在胸壁，肋间后九肋下一】胸主动脉给胸壁和胸腔内脏器、结构供血。由胸主动脉发出营养胸壁的血管，即胸主动脉壁支一共有十对，即肋间后动脉九对（行走在第3～第11肋间隙相应的肋沟内）；肋下动脉一对（行走在第12对肋的下缘）。第1、2对肋间后动脉来自于锁骨下动脉的分支胸廓内动脉。

【脏支包括支气管，心包食管全凑齐】胸主动脉发出营养胸腔内脏器和结构的血管，即胸主动脉脏支包括支气管支、心包支和食管支等。

178. 腹部动脉主干

腹主动脉之主干，穿膈下行脊柱前。
到达四腰分终末，左右髂总行两边。

注释：

此歌诀说明了腹主动脉的走行、发出两终支的部位和名称（图6-16）。

【腹主动脉之主干，穿膈下行脊柱前】腹主动脉是腹部的动脉主干。腹主动脉在膈的主动脉裂孔处接胸主动脉，沿脊柱前方下腔静脉左侧下降。

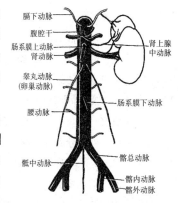

膈下动脉
腹腔干
肠系膜上动脉
肾动脉
睾丸动脉
（卵巢动脉）
腰动脉
骶中动脉
肾上腺中动脉
肠系膜下动脉
髂总动脉
髂内动脉
髂外动脉

图 6-16　腹主动脉及其分支

【到达四腰分终末，左右髂总行两边】腹主动脉至第 4 腰椎体下缘平面发出向两边行走的终末支，即左、右髂总动脉。

179. 腹主动脉脏支

成对脏支肾上腺，肾脏卵巢或睾丸。

单个脏支有三条，系膜上下腹腔干。

注释：

此歌诀概要说明了腹主动脉发往腹腔脏器的分支，即脏支（包括成对脏支和不成对脏支两部分）（图 6-16）。

【成对脏支肾上腺，肾脏卵巢或睾丸】腹主动脉发往

201

腹腔内成对脏器的分支有肾上腺动脉（平第 1 腰椎高度起自腹主动脉侧壁，外行至肾上腺）、肾动脉（平对第 2 腰椎高度起于腹主动脉，经肾静脉的后方至肾门入肾）、卵巢动脉（女）或睾丸动脉（男），该动脉细而长，于肾动脉的稍下方起自腹主动脉的前壁。

【单个脏支有三条，系膜上下腹腔干】腹主动脉发往腹腔内不成对脏器的分支有三条，即腹腔干（为一短干，长约 1cm ~ 2cm，平对第十二胸椎，在膈主动脉裂孔的稍下方自腹主动脉前壁发出）、肠系膜上动脉（腹腔干的稍下方起于腹主动脉的前壁）和肠系膜下动脉（约平第三腰椎高度起于腹主动脉的前壁）。

180. 髂内动脉

盆部髂内来管理，分布盆壁内脏器。

脏支膀胱直肠下，阴部内和子宫脐。

以下动脉为壁支，闭臀上下髂腰骶。

注释：

此歌诀概括说明了髂内动脉发出的主要脏支和壁支名称。

【盆部髂内来管理，分布盆壁内脏器】盆部的动脉主干是髂内动脉。髂内动脉发往盆壁结构的分支称壁支，发往盆腔脏器的分支为脏支（图6-17）。

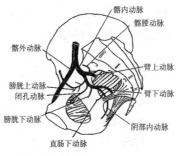

图 6-17　盆部的动脉

【脏支膀胱直肠下，阴部内和子宫脐】髂内动脉的主要脏支有：膀胱下动脉（分布于膀胱底、精囊和前列腺）、直肠下动脉（分布到直肠下部、肛管、前列腺等处）、阴部内动脉（营养肛门、会阴和外生殖器）、子宫动脉（营养子宫、输卵管、卵巢等）和脐动脉（是胎儿时期的动脉干，出生后其远侧段闭锁形成脐内侧韧带，近侧段管腔未闭，与髂内动脉起始段相连，发出 2～3 条膀胱上动脉，分布于膀胱上、中部）。

【以下动脉为壁支，闭臀上下髂腰骶】以下的动脉为髂内动脉的壁支，即闭孔动脉（分支营养大腿内侧群和髋关节）、臀上动脉、臀下动脉（二者营养臀肌和髋关节）、髂腰动脉（分布于髂肌和腰大肌）和骶外侧动脉（分布于盆腔后壁以及骶管内结构）。

181. 髂外动脉

髂外动脉向外下，走行途径沿腰大。

腹股韧带下移股，分支腹壁下旋髂。

注释：

此歌诀简述了髂外动脉的走行和主要分支（图6-18）。

【髂外动脉向外下，走行途径沿腰大】髂外动脉自髂总动脉分出后，向外下方沿腰大肌内侧缘下降。

【腹股韧带下移股，分支腹壁下旋髂】髂外动脉经腹股沟韧带中点深面向下，移行为股动脉。髂外动脉在腹股沟韧带稍上方发出腹壁下动脉（进入腹直肌鞘，与腹部上动脉吻合并分布于腹直

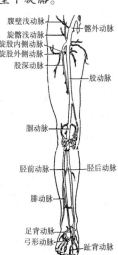

腹壁浅动脉
旋髂浅动脉
旋股内侧动脉
旋股外侧动脉
股深动脉

髂外动脉

股动脉

腘动脉

胫前动脉
胫后动脉

腓动脉

足背动脉
弓形动脉
趾背动脉

图6-18 下肢动脉

肌）和旋髂深动脉（斜向外上方，分支营养髂嵴及邻近肌）。

182. 上腔静脉

上腔静脉干短粗，上半身血三支入。

上肢头颈汇头臂，心外胸腔奇脉注。

注释：

此歌诀说明了上腔静脉的合成，接受的属支（图6-19）。

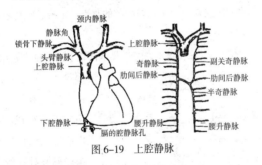

图6-19 上腔静脉

【上腔静脉干短粗，上半身血三支入】上腔静脉短而粗，是上半身的静脉主干。上半身的静脉血通过三大支（左、右头臂静脉和奇静脉）的收集，注入上腔静脉。

【上肢头颈汇头臂，心外胸腔奇脉注】上肢和头颈部

205

的静脉血汇集到左、右头臂静脉。胸腔（心除外）的静脉血汇集到奇静脉。

183. 颈内静脉

颅内支续乙状窦，颅外支把颜面收。

颅内颅外静脉血，大部都往颈内流。

注释：

此歌诀主要说明了颈内静脉的起点、走行、收集范围（图6–20）。

【颅内支续乙状窦，颅外支把颜面收】颈内静脉是头颈部较大的静脉主干，由颅内支和颅外支两支汇合而成。颈内静脉的颅内支在颈静脉孔处接续乙状窦，收集颅内的静脉血。颈内静脉的颅外支，由面静脉和下颌后静脉的

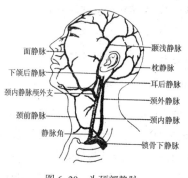

面静脉
下颌后静脉
颈内静脉颅外支
颈前静脉
静脉角
颞浅静脉
枕静脉
耳后静脉
颈外静脉
颈内静脉
锁骨下静脉

图6–20 头颈部静脉

前支汇合而成，收集颜面部大部分静脉血。

【颅内颅外静脉血，大部都往颈内流】颅内的静脉血和枕部以外大部分的颅外静脉血都进入到颈内静脉向心回流。

184. 头臂静脉

头臂静脉又无名，颈内锁下来汇成。

汇合之处静脉角，收集范围得其名。

注释：

此歌诀说明了头臂静脉的合成及收集范围（图6-19）。

【头臂静脉又无名，颈内锁下来汇成】头臂静脉又称无名静脉，由颈内静脉和锁骨下静脉汇合而成。

【汇合之处静脉角，收集范围得其名】颈内静脉与锁骨下静脉汇合之处形成的夹角称为静脉角，是淋巴导管注入静脉的部位。头臂静脉因其收集头颈部和上肢的静脉血而得名。

185. 面静脉

颜面静脉血回流，行走鼻唇两侧沟。

管腔内壁缺瓣膜，上通颅内易逆流。

危险三角勿挤压，化脓感染把心留。

注释：

此歌诀概要说明了面静脉的走行部位、管壁特点和临床意义（图6-20）。

【颜面静脉血回流，行走鼻唇两侧沟】面静脉是引导颜面部静脉血回流的静脉。起自内眦静脉，行走在鼻根至两侧口角的鼻唇沟内，再向下汇入颈内静脉颅外支。

【管腔内壁缺瓣膜，上通颅内易逆流】面静脉上端通过眼上静脉和眼下静脉与颅内的海绵窦相通。还通过面深静脉与翼静脉丛相通并汇入海绵窦。面静脉缺乏静脉瓣，血液向下回流受阻时，可通过交通支逆流，再经颅内的海绵窦流入乙状窦，汇入颈内静脉颅内支继而向心回流。

【危险三角勿挤压，化脓感染把心留】鼻根至两侧口角的三角区域称为"危险三角"。面静脉的细小属支收集此区域浅表静脉血，并在鼻唇沟经过。当面部发生化脓性感染时，若处理不当（如挤压等），可导致颅内感染，需多加留心注意。

186. 下腔静脉

左右髂总汇合成，腹主动脉右侧行。
肝肾右睾肾上腺，壁支膈下腰平行。

注释:

下腔静脉是人体最大的静脉，收集了腹部、盆部和下肢的静脉血。此歌诀主要描述了下腔静脉的合成、走行和脏、壁属支（图6-21）。

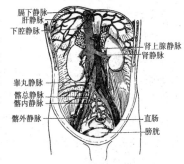

图6-21　下腔静脉及属支

【左右髂总汇合成，腹主动脉右侧行】下腔静脉是在第5腰椎水平由左、右髂总动脉汇合而成，沿腹主动脉右侧上行。

【肝肾右睾肾上腺，壁支膈下腰平行】下腔静脉脏支主要有肝静脉，左、右肾静脉，右侧睾丸静脉和右侧肾上腺静脉。壁支有1对膈下静脉和4对水平走行的腰静脉。

209

187. 大隐静脉

　　足背静脉弓内端，汇聚行于内踝前。
　　下肢内侧往上走，注入股脉收诸浅。
　　位置浅表容易找，切开输液静脉穿。
　　穿静脉瓣关闭差，静脉曲张常可见。
注释：

　　大隐静脉是下肢最大的
浅静脉，收集下肢大部分浅筋
膜的静脉血，此歌诀描述了大
隐静脉的起始部位、走行、注
入部位和主要属支及常用穿刺
部位（图6-22）。

　　【足背静脉弓内端，汇
聚行于内踝前】大隐静脉起自
足背静脉弓内侧段，经内踝前
方向上行走至小腿内侧。

　　【下肢内侧往上走，注
入股脉收腹浅】沿小腿内侧

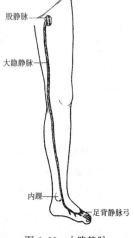

图 6-22　大隐静脉

和大腿的前内侧面上行，在腹股沟韧带下方穿深筋膜注入股静脉。大隐静脉在注入股静脉之前接受股内侧浅静脉、股外侧浅静脉、阴部外静脉、腹壁浅静脉和旋髂浅静脉等5条属支。

【位置浅表容易找，切开输液静脉穿】大隐静脉在内踝前方位置表浅且恒定，临床上常在此处作切开、输液或静脉穿刺。

【穿静脉瓣关闭差，静脉曲张常可见】大隐静脉和小隐静脉借穿静脉与深静脉交通。穿静脉的瓣膜朝向深静脉。当深静脉回流受阻时，穿静脉瓣膜关闭不全，深静脉的血液返流入浅静脉，可导致下肢浅静脉曲张。

188. 小隐静脉

足背静脉外汇成，外踝后至小腿中。
腘窝注入腘静脉，静脉曲张易发生。
注释：
小隐静脉亦为小腿较大的浅静脉，收集足背和小腿后面浅筋膜的静脉血，此歌诀主要描述了小隐静脉的起始、走行和注入部位（图6-23）。

【足背静脉外汇成，外踝后至小腿中】小隐静脉起于足背静脉弓外侧端，经外踝后方至小腿后面上行。

【腘窝注入腘静脉，静脉曲张易发生】小隐静脉在腘窝处穿深筋膜注入腘静脉，当静脉内瓣膜薄弱时易积存血液发生静脉曲张。

189. 门静脉属支

系膜上下静脉脾，胆胃左右及附脐。

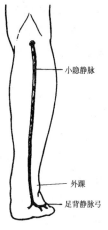

图 6-23 小隐静脉

七条属支呈斤字，结构形象又好记。

注释：

门静脉是一条短粗的静脉干，长约 6～8cm，由肠系膜上静脉和脾静脉汇合而成，斜向右上方，进入肝十二指肠韧带内，经胆总管和肝固有动脉之间的后方上行到肝门，分左、右支进入肝左、右叶。此歌诀主要说明了门静脉的属支名称（图 6-24、图 6-25）。

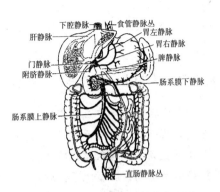

图 6-24　肝门静脉及其属支

【系膜上下静脉脾，胆胃左右及附脐】门静脉的属支有肠系膜上静脉、肠系膜下静脉、脾静脉、胆囊静脉、胃左静脉、胃右静脉和附脐静脉，共7条属支。

【七条属支呈斤字，结构形象又好记】

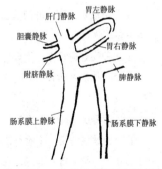

图 6-25　肝门静脉及其属支模式图

213

门静脉的 7 条属支，大体上构成一个"斤"字形，在记忆过程中形象好记。

190. 肝门静脉系与上、下腔静脉系吻合

此种吻合途径多，主要三条需细说。
食管静脉丛一个，食管奇脉始胃左。
肠系膜下直肠丛，转入髂内路曲折。
附脐静脉至脐周，腹壁上下静脉扩。
吻合支处长久扩，呕血便血腹壁蛇。

注释：

此歌诀概要说明了肝门静脉系与上、下腔静脉系之间三条主要的吻合支。

【此种吻合途径多，主要三条需细说】肝门静脉系与上、下腔静脉系之间有多条吻合途径，其中主要的侧支循环有三条。

【食管静脉丛一个，食管奇脉始胃左】肝门静脉系与上、下腔静脉系的第一个吻合部位是食管静脉丛。具体途径是由肝门静脉、胃左静脉、食管静脉丛、食管静脉、奇静脉、上腔静脉、右心房。

【肠系膜下直肠丛，转入髂内路曲折】肝门静脉系与上、下腔静脉系的第二个吻合部位是直肠静脉丛。具体途径是由肝门静脉、脾静脉、肠系膜下静脉、直肠上静脉、直肠静脉丛、直肠下静脉（和肛静脉、阴部内静脉）、髂内静脉、髂总静脉、下腔静脉、右心房。

【附脐静脉至脐周，腹壁上下静脉扩】肝门静脉系与上、下腔静脉系的第三个吻合部位是脐周静脉网。具体途径是由肝门静脉、附脐静脉、脐周静脉网，以过脐平面为界，分上、下两个方向回流。

（1）向上的途径：①浅层：脐周静脉网、胸腹壁静脉、胸外侧静脉、锁骨下静脉、头臂静脉、上腔静脉、右心房；②深层：脐周静脉网、腹壁上静脉、胸廓内静脉、锁骨下静脉或头臂静脉、上腔静脉、右心房。

（2）向下的途径：①浅层：脐周静脉网、腹壁浅静脉、股静脉、髂外静脉、髂总静脉、下腔静脉、右心房；②深层：脐周静脉网、腹壁下静脉、髂外静脉、髂总静脉、下腔静脉、右心房。

【吻合支处长久扩，呕血便血腹壁蛇】以上三条吻合支如果长久处于屈曲扩张状态，会导致呕血（食管静脉丛

扩张）、便血（直肠静脉丛扩张）、腹壁"海蛇头"（脐
周静脉网扩张）。

191. 淋巴干

淋巴系统淋巴干，三处九条容易辨。

乳糜池处汇三条，左右腰干加肠干。

静脉角处两侧同，支纵颈干锁下干。

注释：

此歌诀概括描述了淋巴系统中九条淋巴干的名称和注
入部位（图6-26）。

【淋巴系统淋巴干，
三处九条容易辨】淋巴系
统中的淋巴干共有九条，
分别通过三个不同的部位
（乳糜池、左侧静脉角和
右侧静脉角）注入淋巴导
管。每处接受三条淋巴干。

【乳糜池处汇三条，
左右腰干和肠干】乳糜池

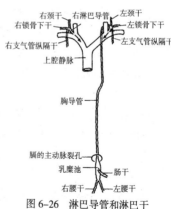

右颈干　右淋巴导管　左颈干
右锁骨下干　　　　左锁骨下干
右支气管纵隔干　　左支气管纵隔干
上腔静脉
胸导管
膈的主动脉裂孔
乳糜池　　肠干
右腰干　　左腰干

图6-26　淋巴导管和淋巴干

216

处汇集了三条淋巴干，即左腰干、右腰干和肠干。收集下半身的淋巴。

【静脉角处两侧同，支纵颈干锁下干】两侧静脉角处各汇集三条淋巴干，即左静脉角处汇集左支气管纵隔干、左颈干和左锁骨下干。收集左侧上半身和左侧半头颈部淋巴；右静脉角处汇集右支气管纵隔干、右颈干和右锁骨下干。收集右侧上半身和右侧半头颈部淋巴。

192. 淋巴导管

最大管道胸导管，乳糜池起一腰前。
上行穿过膈裂孔，主动脉旁结为伴。
最后注入左侧角，统管全身六条干。
右侧角处三条干，汇入右淋巴导管。

注释：

此歌诀说明了全身两条淋巴导管，即胸导管和右淋巴导管的起始、走行、注入部位和收集全身淋巴液的范围（图6-26）。

【最大管道胸导管，乳糜池起腰一前】胸导管是全身最大的淋巴管道，以膨大的盲端起于第一腰椎体前方的乳糜池。

217

【上行穿过膈裂孔，主动脉旁结为伴】胸导管向上穿过膈的主动脉裂孔，与主动脉结伴进入胸腔，行向左侧颈根部。

【最后注入左侧角，统管全身六条干】胸导管至左侧颈根部呈弓形注入左静脉角。胸导管在起始（乳糜池）处接受三条淋巴干（左、右腰干和肠干），在终末（左静脉角）处又接受三条淋巴干（左颈干、左支气管纵隔干和左锁骨下干）。胸导管共接受全身六条淋巴干，统管全身3/4的淋巴。

【右侧角处三条干，汇入右淋巴导管】全身九条淋巴干中，除被胸导管收集的六条以外，在右静脉角处还有三条淋巴干（右颈干、右支气管纵隔干和右锁骨下干），汇入另外一条淋巴导管，即右淋巴导管。右淋巴导管管理全身1/4的淋巴。

193. 脾

九至十一肋间脾，左肋弓下不触及。
两端两缘脏膈面，上缘前部脾切迹。
左曲上方邻胰尾，左肾左腺和胃底。
质软而脆防暴力，储血造血和免疫。

注释：

此歌诀主要说明的是脾的位置、形态、毗邻和功能（图6-27）。

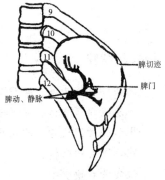

图6-27　脾的形态和位置

【九至十一肋间脾，左肋弓下不触及】脾位于左季肋部，第9～11肋的深面，长轴与第10肋一致。正常在左肋弓下触不到脾。

【两端两缘脏膈面，上缘前部脾切迹】脾有前、后两端，上、下两缘和脏、膈两面。上缘较锐利，朝向前上方，前部有2～3个脾切迹。脾肿大时脾切迹为触诊脾的标志。

【左曲上方邻胰尾，左肾左腺和胃底】脾位于结肠左曲上方，邻胰尾、左肾、左肾上腺和胃底。

【质软而脆防暴力，储血造血和免疫】脾质地柔软而脆，受到暴力冲击时可出现脾破裂。脾有储血、造血、清除衰老红细胞和进行免疫应答的功能。

第七章　内分泌系统

194. 甲状腺

两边侧叶峡中间，峡位二四软骨前。
应急抢救通气道，避开峡部切气管。
甲状腺素促代谢，影响生长发育全。
腺体肿大粗脖根，
饮食营养缺少碘。

注释：

此歌诀描述的是甲状腺的形态、位置及主要功能和手术时注意事项（图7-1）。

【两边侧叶峡中间，峡位二四软骨前】甲状腺呈"H"形，分左、右两个侧叶，

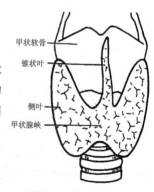

甲状软骨
锥状叶
侧叶
甲状腺峡

图 7-1　甲状腺

中间的甲状腺峡组成。甲状腺峡位于第2～4气管软骨环前方，连接左、右两叶。

【应急抢救通气道，避开峡部切气管】临床急救行气管切开术时，应尽量避开甲状腺峡，以免损伤。

【甲状腺素促代谢，影响生长发育全】甲状腺分泌甲状腺素，调节机体基础代谢并影响生长和发育等。

【腺体肿大粗脖根，饮食营养缺少碘】碘是甲状腺素的重要合成物质，饮食营养中如长期缺少碘，会导致粗脖根等甲状腺肿大疾病。

195. 甲状旁腺

甲状旁腺黄豆大，侧叶后方分上下。

分泌甲状旁腺素，钙磷代谢依靠它。

注释：

此歌诀描述了甲状旁腺的形态、位置和主要功能（图7-2）。

【甲状旁腺黄豆大，侧叶后方分上下】甲状旁腺是两对棕黄色、黄豆大小的为扁椭圆形腺体。一般有上、下两对，位于甲状腺背面甲状腺侧叶后缘上、中1/3交界处。

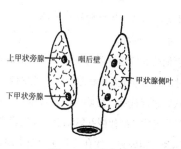

图 7-2　甲状旁腺

【分泌甲状旁腺素，钙磷代谢依靠它】甲状旁腺能分泌甲状旁腺素，调节钙磷代谢，维持血钙平衡。

196. 肾上腺

肾上腺位肾上端，皮质浅表髓中间。
皮质球束网状带，盐糖雄性激素辨。
髓质去甲和肾腺，升压心率扩血管。

注释：

肾上腺是人体重要的内分泌腺，左、右各一，右侧呈三角形，左侧近似半月形，此歌诀描述了肾上腺的位置和分泌的激素（图 7-3）。

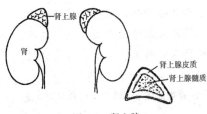

图 7-3　肾上腺

【肾上腺位肾上端，皮质浅表髓中间】肾上腺位于左、右两肾的上端。肾上腺实质包括位置浅表的皮质和位于皮质深层的髓质两部分。

【皮质球束网状带，盐糖雄性激素辨】肾上腺皮质分为球状带（分泌盐皮质激素）、束状带（分泌糖皮质激素）和网状带（分泌雄性激素和少量的雌激素）。

【髓质去甲和肾腺，升压心率扩血管】肾上腺髓质分泌去甲肾上腺素（升血压，加快心、脑和骨骼肌内血流）和肾上腺素(使心率加快，心和骨骼肌血管扩张)两种激素。

197. 垂体

垂体窝内垂体居，联络神经内分泌。

神经垂体腺垂体，调节分泌二合一。

加压催产促激素，前后叶里功能异。

侏儒巨人肢端大，取决生长素分泌。

注释：

此歌诀着重描述了垂体的分部和主要功能（图7-4）。

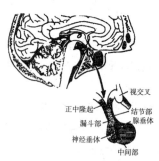

正中隆起
漏斗部
神经垂体

视交叉
结节部
腺垂体
中间部

图7-4　垂体

【脑垂窝内垂体居，联络神经内分泌】垂体位于颅底的垂体窝内，在神经系统与内分泌腺的相互作用中处于重要地位。

【神经垂体腺垂体，调节分泌二合一】垂体分神经垂体（由神经部和漏斗组成）和腺垂体（分为远侧部、结节部和中间部）两部分。垂体参与神经系统与内分泌腺之间调控和抑制反馈活动。同时具有内分泌功能。

【加压催产促激素，前后叶里功能异】腺垂体的远侧部和结节部合称垂体前叶，能分泌生长素和促激素（促甲状腺素、促肾上腺皮质激素和促性腺激素，此三种激素分别促进甲状腺、肾上腺和性腺的分泌活动）。神经部和中间部合称为垂体后叶。神经垂体能贮存和释放加压素（抗利尿激素）及催产素。加压素作用于肾，增加对水的重吸收，减少水分由尿液排出；催产素有促进子宫收缩和乳腺泌乳的功能。

【侏儒巨人肢端大，取决生长素分泌】幼年时生长素分泌不足可引起侏儒症；如果生长素分泌过多，在骨骼发育成熟之前可引起巨人症；在骨骼发育成熟之后可引起肢端肥大症。

第八章　感觉器

198. 眼球壁

纤维膜，位居外，角膜透明巩膜白。

血管膜，位居中，脉络膜前睫状虹。

视网膜，位居内，盲部视部前后位。

注释：

眼球壁由外向内有三层结构。此歌诀概括说明了眼球壁的层次和每层的结构分部（图 8-1）。

【纤维膜，位居外，角膜透明巩膜白】眼球壁的外层为纤维膜，由前 1/6 透明的角膜和后 5/6 不透明呈乳白色的巩膜组成。

【血管膜，位居中，脉络膜前睫状虹】眼球壁的中层为血管膜，由后向前分为脉络膜、睫状体和虹膜三部分。

【视网膜，位居内，盲部视部前后位】眼球壁的内层为视网膜。视网膜分为前部的盲部（位于虹膜和睫状体深层。此部不能接触到由瞳孔进入眼球内的光线）和后部的视部（位于脉络膜深层）。

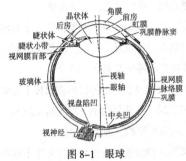

图 8-1　眼球

199. 视网膜结构

位于眼球壁内面，两层结构疏松连。
色素上皮连脉络，神经细胞层为三。
感光双极神经节，由外往内依次传。
视部盲区神经盘，纤维血管由此穿。
盘外黄斑中央凹，此处感光最敏感。
注释：
此歌诀主要描述了视网膜的层次结构和眼底结构（图8-1）。

【位于眼球壁内面，两层结构疏松连】视网膜位于眼球壁的最内层。视网膜分两层，即外层的色素上皮层和内层的神经细胞层。此两层之间连接疏松。

【色素上皮连脉络，神经细胞层为三】视网膜的色素上皮层与脉络膜紧密连接。神经细胞层由外向内分为感光细胞、双极细胞和神经节细胞三层。

【感光双极神经节，由外往内依次传】光线到达视网膜的神经细胞层，由外层的感光细胞转化成神经冲动，依次向内传导给双极细胞、神经节细胞。

【视部盲区神经盘，纤维血管由此穿】视网膜视部上有一生理性盲区称视神经盘，是神经节细胞轴突纤维和视网膜血管穿过眼球壁的部位，无感光细胞分布。

【盘外黄斑中央凹，此处感光最敏感】在眼底视神经盘外侧 3.5mm 处，有一黄色小区，称黄斑，黄斑中央凹陷处称中央凹，是感光敏锐的部位。

200. 虹膜

虹膜内有平滑肌，弱光开大强光聚。
管理括约副交感，交感支配开大肌。

注释:

此歌诀叙述了虹膜内肌的组成和神经支配。

【虹膜内有平滑肌,弱光开大强光聚】虹膜内有两种平滑肌,即瞳孔括约肌(围绕瞳孔周缘,呈同心圆排列)和瞳孔开大肌(以瞳孔为中心呈放射状排列)。弱光情况下,瞳孔开大肌收缩使瞳孔开大,让更多的光线进入眼球。强光情况下,瞳孔括约肌收缩、聚拢,使瞳孔变小,减少进入眼球的光线。

【管理括约副交感,交感支配开大肌】副交感神经管理瞳孔括约肌,交感神经管理瞳孔开大肌。

201. 眼的屈光系统

角膜房水晶玻璃,四者联合把光屈。
晶体厚薄靠小带,动力来自睫状体。
屈光系统出故障,临床改变现眼疾。

注释:

此歌诀叙述了眼的屈光系统的组成和出现功能障碍时的眼部疾患(图 8-1)。

【角膜房水晶玻璃,四者联合把光屈】眼的屈光系统又称屈光装置，是由角膜、房水、晶状体和玻璃体四部分组成，共同发挥屈光作用，以形成良好的光折射。

【晶体厚薄靠小带，动力来自睫状体】晶状体具有良好的弹性，其外包有晶状体囊。晶状体囊借助睫状小带连于睫状体，当睫状体内的睫状肌收缩或舒张时，通过睫状小带的牵拉或松弛，以调节晶状体的曲度（厚薄）。

【屈光系统出故障，临床改变现眼疾】屈光系统的任何一部分出现故障，都会带来相应的眼部疾患：角膜不平整出现散光；房水循环障碍出现青光眼；晶状体混浊或弹性减弱出现白内障或近视、远视或老视眼；玻璃体混浊出现飞蚊症等。

202. 房水循环

房水产自睫状体，后房瞳孔前房聚。
角膜角处渗环窦，最后流入静脉里。
循环障碍青光眼，营养角膜晶状体。
注释：
此歌诀叙述了房水的产生、循环途径、功能以及当循环障碍时出现的病理表现。

【房水产自睫状体，后房瞳孔前房聚】房水由睫状体产生后，自眼球后房经瞳孔至眼球前房。

【角膜角处渗环窦，最后流入静脉里】房水到达前房后，经虹膜角膜角渗入环形的巩膜静脉窦，最后汇入眼静脉。

【循环障碍青光眼，营养角膜晶状体】房水不断循环更新，若房水产生过多或回流受阻，可造成眼内压增高，压迫视网膜，影响视力，出现眼疼痛症状，临床上称为青光眼。房水的作用是维持眼压、营养角膜和晶状体、参与眼内物质代谢。

203. 运动眼球的肌

运动眼球四直肌，功能名称相统一。

两块斜肌附在后，名称功能反着记。

上斜滑车外直展，其他动眼来管理。

注释：

运动眼球的肌包括 4 块直肌和 2 块斜肌。此歌诀叙述了运动眼球的肌组成、各自的功能和神经支配（图 8-2）。

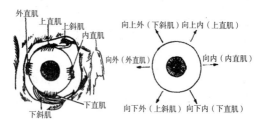

图 8-2 运动眼球的肌

【运动眼球四直肌，功能名称相统一】运动眼球的 4 块直肌包括内直肌、外直肌、上直肌和下直肌。4 块直肌名称与它们的运动方向相对应，即内直肌向内运动、外直肌向外运动、上直肌向内上运动、下直肌向内下运动。

【两块斜肌附在后，名称功能反着记】运动眼球的 2 块斜肌包括上斜肌和下斜肌。由于 2 块斜肌都是附着在眼球的后壁上，其收缩方向与在眼球前面我们看到眼球运动方向相反，故此在记忆时，2 块斜肌的名称与我们在前面看到眼球运动方向相反，即上斜肌收缩，眼球向下外运动；下斜肌收缩，眼球向上外运动。

【上斜滑车外直展，其他动眼来管理（其他动眼神经管）】6 块运动眼球的肌神经支配不同。上斜肌由滑车神经支配，外直肌由展神经支配，其他的运动眼球的肌（还有运动眼睑的肌，即上睑提肌）都由动眼神经支配。

204．耳郭

弹性软骨为支架，少量组织在皮下。

柔软耳垂在下方，采集耳血点刺它。

内脏功能有反射，针刺耳穴仔细查。

注释：

此歌诀叙述了耳郭的构成及临床意义（图8-3）。

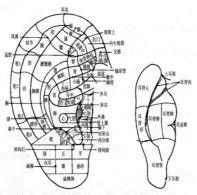

图8-3 耳郭及内脏反射对应区域示意图

【弹性软骨为支架，少量组织在皮下】耳郭是以弹性软骨为支架，外被皮肤，皮下组织很少。

【柔软耳垂在下方，采集耳血点刺它】耳郭下方的小部分无软骨，由结缔组织、脂肪及皮肤组成，称耳垂。临床常在耳垂部采集耳血。

【内脏功能有反射，针刺耳穴仔细查】在针灸学里，人体的内脏在耳部有相应的反射区，通过针刺耳穴，可调节内脏活动。

205. 鼓室壁

盒形鼓室有六壁，上盖下为静脉壁。
前壁动脉后乳突，外壁鼓膜内迷路。
注释：
此歌诀叙述了鼓室6个壁的名称。

【盒形鼓室有六壁，上盖下为静脉壁】鼓室为中耳的一部分，两侧鼓室内分别有3块听小骨。鼓室如盒形，存在有上、下、前、后、内、外6个壁，其上壁叫鼓室盖壁、下壁叫颈静脉壁。

【前壁动脉后乳突，外壁鼓膜内迷路】鼓室的前壁叫颈动脉壁、后壁叫乳突壁（乳突壁通过乳突窦与乳突小房相通）、外侧壁叫鼓膜壁、内侧壁叫迷路壁。

206. 内耳

耳蜗前庭半规管，膜性囊衬骨里边。
膜性内外淋巴液，互不相通震动传。
椭圆球囊斑壶嵴，蜗管螺旋感受器。

注释：

内耳位于颞骨的岩部，由构造复杂的管腔组成，称为迷路。迷路分为骨迷路和膜迷路两部分。此歌诀叙述了内耳的构成和功能（图8-4）。

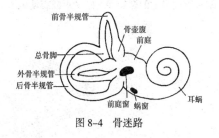

图8-4　骨迷路

【耳蜗前庭半规管，膜性囊衬骨里边】骨迷路是由耳

235

蜗、前庭和骨半规管构成的骨性隧道。膜迷路是衬在骨迷路内的膜性囊。

【膜性内外淋巴液，互不相通震动传】膜迷路里有内淋巴，膜迷路与骨迷路之间有外淋巴。内、外淋巴液互不相通。头部的直线加、减速运动和旋转变速运动刺激以及声波的震动刺激，都靠外淋巴和内淋巴相继传导至感受器。

【椭圆球囊斑壶嵴，蜗管螺旋感受器】在膜迷路中含有位置觉感受器和听觉感受器。位置觉感受器包括位于椭圆囊中的椭圆囊斑和球囊中的球囊斑（二者能感受头部的直线加、减速变化刺激）以及分别位于三个膜壶腹中的三个壶腹嵴（感受头部的旋转变速运动刺激）。听觉感受器是位于蜗管螺旋膜上的螺旋器，感受声波震动刺激。

第九章　神经系统

207. 神经元分类

突起分类神经元，多极双极和假单。
若按功能来区分，传入传出与中间。

注释：

此歌诀叙述了神经元两种常用的分类方法（图9–1）。

【突起分类神经
元，多极双极与假单】
神经元按照突起的多少
可分成三类，即多极神
经元、双极神经元和假
单极神经元。

【若按功能来区分，
传入传出与中间】神经
元按照功能也可分成三

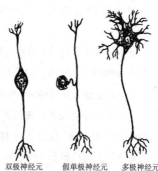

双极神经元　　假单极神经元　　多极神经元

图9–1　神经元的分类

类，即传入（感觉）神经元、传出（运动）神经元和中间（联络）神经元，其中中间神经元位于感觉和运动神经元之间起联络作用。

208. 脊髓

脊髓位于椎管内，枕骨大孔续延髓。
全长四十五厘米，成人下平一腰椎。
下端收缩呈圆锥，终丝固定尾骨背。
表面前后六纵沟，神经根连卅一对。
两处膨大颈腰骶，四肢出现相匹配。
脊髓被膜有三层，硬外蛛中软膜内。

注释：

此歌诀叙述了脊髓的位置、外形及被膜（图9-2）。

【脊髓位于椎管内，枕骨大孔续延髓】脊髓位于椎管内，向上经枕骨大孔续接脑干的延髓。

【全长四十五厘米，成人下平一腰椎】正常成人的脊髓全长约为45厘米，其下端平对第1腰椎体下缘。脊髓的下端在女性比男性稍低，约平第2腰椎体下缘，幼儿更低，约平第3腰椎。

【下端收缩呈圆锥，终丝固定尾骨背】脊髓的下端收缩变细，呈圆锥状，称脊髓圆锥。脊髓圆锥的下端延续为终丝。终丝向上连接软脊膜，向下在第2骶椎水平以下由硬脊膜包裹，止于尾骨的背面，固定脊髓下端。

【表面前后六纵沟，神经根连卅一对】脊髓表面有六条纵沟，分别是前正中裂（1个）、前外侧沟（1对）、后正中沟（1个）和后外侧沟（1对）。在前外侧沟和后外侧沟内

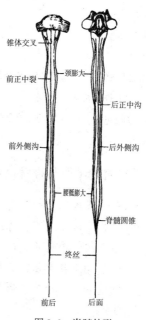

图 9-2　脊髓外形

分别有脊神经前根、后根的根丝附着。脊髓共连有 31 对脊神经根。

【两处膨大颈腰骶，四肢出现相匹配】脊髓呈前后略

239

扁的圆柱形，全长粗细不等，有两个梭形的膨大，即颈膨大和腰骶膨大。前者自第4颈节至第1胸节，后者自第2腰节至第3骶节。这两个膨大的形成是因为内部的神经元数量相对较多，与四肢的出现有关。

【脊髓被膜有三层，硬外蛛中软膜内】脊髓表面有三层被膜包裹，即外层的硬脊膜、中间的蛛网膜和内层的软脊膜。

209. 脊髓节段与椎骨位置

脊髓节段三十一，对应椎孔位不齐。
颈胸两段分五组，每组四节很好记。
第一组，等对齐，二三向上高一级。
四组向上移两位，五组移三才可以。
腰髓尽在十二，骶尾不出一腰体。

注释：

在胚胎3个月以前，脊髓和椎管的长度大致相等，所有的脊神经根几乎都呈直角（"非"字形）伸向相应的椎间孔。从胚胎第4个月起，脊髓的生长速度比脊柱缓慢，脊髓长度短于椎管，而其上端连接脑处位置固定，从而使脊髓节段的位置由上向下逐渐高出相应的椎骨。了解脊髓节段与椎骨的位置对应关系，具有临床实用意义。此歌诀叙述了正常成人的脊髓节段与椎骨位置的对应关系（图9-3）。

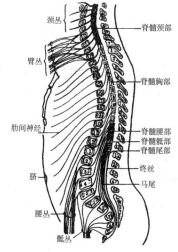

图9-3　脊髓节段与椎骨之间的对应关系

【脊髓节段三十一，对应椎孔位不齐】脊髓共有31个节段。每个节段跟对应的椎孔不在同一水平位置。

【颈胸两段分五组，每组四节很好记】脊髓颈节8段，胸节12段，将这20个节段分成五组，每一组5个节段。第1组C1～4、第2组C5～8、第3组T1～4、第4组T5～8、第5组T9～12。

【第一组，等对齐，二三向上高一级】第 1 组 C1 ~ 4 大致与同序数椎骨相对齐，第 2 组 C5 ~ 8、和第 3 组 T1 ~ 4 与同序数椎骨的上 1 节椎体相对应。

【四组向上移两位，五组移三才可以】第 4 组 T5 ~ 8 与同序数椎骨的上 2 节椎体相对应。第 5 组 T9 ~ 12 与同序数椎骨的上 3 节椎体相对应。

【腰髓尽在十十二，骶尾不出一腰体】全部腰髓的 5 个节段在平对第 10 ~ 12 胸椎高度。骶髓的 5 个节段和尾髓的 1 个节段在平对第 1 腰椎高度。

210. 脊髓横切面

脊髓断面结构三，白质灰质中央管。
灰质蝶形管周围，白质分布最外边。
前角运动后传入，交感侧角胸腰三。
骶二三四副交感，白质纤维上下传。

注释：

此歌诀叙述了脊髓横断面上所能见到的结构（图 9-4）。

【脊髓断面结构三，白质灰质中央管】在脊髓的横断面上，可看到三种结构：白质、灰质和脊髓中央管。

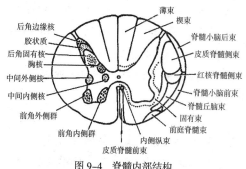

图 9-4　脊髓内部结构

左侧标注（从上到下）：
后角边缘核
胶状质
后角固有核
胸核
中间外侧核
中间内侧核
前角外侧群
前角内侧群
皮质脊髓前束

右侧标注（从上到下）：
薄束
楔束
脊髓小脑后束
皮质脊髓侧束
红核脊髓侧束
脊髓小脑前束
脊髓丘脑束
固有束
前庭脊髓束
内侧纵束

【灰质蝶形管周围，白质分布最外边】从分布上看脊髓，中央管位于脊髓的中央，灰质呈蝴蝶形分布在中央管的周围，白质分布在灰质的外边。

【前角运动后传入，交感侧角胸腰三】脊髓灰质前角主要由运动神经元构成，其轴突经前根和脊神经直达躯干和四肢的骨骼肌。后角内含多极神经元，其功能一是轴突形成上行纤维束，将后根传入的神经冲动传导到脑，另一些后角细胞的轴突在脊髓内起联络作用。在第 1 胸节段到第 3 腰节段，脊髓灰质的中间带向外侧突出称脊髓侧角，侧角细胞是交感神经的低级中枢。

243

【骶二三四副交感，白质纤维上下传】在骶髓第2、3、4节段的中间带外侧部（相当于侧角的部位）有副交感神经元，是副交感神经的低级中枢。脊髓的白质是由上、下行的神经纤维构成，向上、下传导神经冲动。

211. 脊髓白质

前后两侧外侧索，上下各束索内过。
后索薄楔上行束，传导本体细触觉。
脊髓丘脑前侧束，痛温度觉粗触觉。
红前脊髓调张力，皮质脊髓前外侧。

注释：

此歌诀叙述了脊髓白质的分部及其功能（图9-4）。

【前后两侧外侧索，上下各束索内过】脊髓的白质分为前索、后索和两个外侧索。在这些索中有重要的上行传导束和下行传导束经过。

【后索薄楔上行束，传导本体细触觉】脊髓的后索主要包含薄束和楔束两种上行的纤维束，其功能是传导来自肢体同侧的本体觉（深感觉）和精细触觉的神经冲动。

【脊髓丘脑前侧束，痛温度觉粗触觉】脊髓丘脑束包括脊髓丘脑前束和脊髓丘脑侧束，其功能是传导躯干、四肢的痛觉、温度觉及粗触觉。

【红前脊髓调张力，皮质脊髓前外侧】红核脊髓束的功能是兴奋屈肌运动神经元，抑制伸肌运动神经元；前庭脊髓束是兴奋伸肌运动神经元，抑制屈肌运动神经元。二者调节肌张力。下行纤维束还有皮质脊髓前束（主要支配双侧躯干肌的随意运动）和皮质脊髓侧束（主要支配同侧四肢肌的随意运动）。

212. 脊神经

后根感觉前运动，椎间孔处汇合成。
脊神经共卅一对，每对成分有四种。
后支细短走向后，枕项背腰臀上中。
前支交织成四丛，只有胸段独立行。
注释：
此歌诀叙述了脊神经的组成、结构特点（图 9-5）。

【后根感觉前运动，椎间孔处汇合成】每对脊神经都是由前根和后根在椎间孔处合并而成。脊神经前根属运动性，脊神经后根属感觉性，所以脊神经是混合性的。

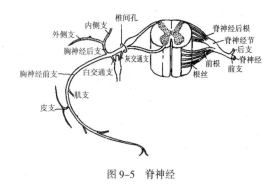

图 9-5　脊神经

【脊神经共卅一对，每对成分有四种】脊神经共31对，每对均含有四种纤维成分，即躯体感觉纤维、内脏感觉纤维、躯体运动纤维和内脏运动纤维。

【后支细短走向后，枕项背腰臀上中】每1对脊神经在椎间孔的外面即分成前支和后支两部分。脊神经的后支分布在人体的枕部、项部、背部、腰部和臀部。

【前支交织成四丛，只有胸段独立行】脊神经的前支比较粗大，多相互交织成丛。脊神经前支形成的丛共有四个，即颈<u>丛</u>、臂<u>丛</u>、腰<u>丛</u>和骶丛。唯独胸段脊神经，除上、下有一小部分分别参与臂<u>丛</u>和腰<u>丛</u>的构成以外，其余部分从椎间孔穿出后均不形成丛，而是独立成干，呈阶段性分不到胸、腹壁。

213. 颈丛

胸锁乳突肌上中，上四颈节前支成。

颈肩胸壁锁骨上，耳大枕小与颈横。

重要肌支膈神经，运动感觉混合性。

感觉心包胸腹膜，右侧肝胆浆膜中。

注释：

此歌诀着重说明了颈丛的位置与组成及主要分支和分部（图9-6）。

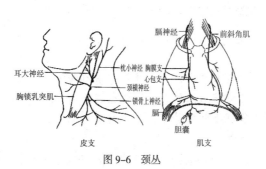

图9-6 颈丛

【胸锁乳突肌上中，上四颈节前支成】颈丛在胸锁乳突肌上部的深面，由第 1 ~ 4 颈神经的前支组成，于胸锁乳突肌后缘中点附近浅出。

【颈肩胸壁锁骨上，耳大枕小与颈横】颈丛的皮支有分布于颈侧区下份、胸壁上部和肩部皮肤的颈横神经、分布于耳郭及附近皮肤的耳大神经、分布于枕部及耳郭背面上部皮【重要肌支膈神经，运动感觉混合性】颈丛的肌支主要是膈神经。膈神经是内含运动和感觉两种成分的混合神经。

【感觉心包胸腹膜，右侧肝胆浆膜中】膈神经的感觉纤维主要分布到胸膜、心包及膈下的部分腹膜。右侧膈神经的感觉纤维还分布到肝、胆囊和肝外胆道的浆膜。

214. 臂丛

颈五至八和胸一，穿行斜角肌间隙。

锁骨中后入腋窝，腋脉包在三束里。

管理上肢锁骨下，腋中桡尺内侧皮。

注释：

此歌诀概要说明了臂丛的组成、位置、分布范围和主要分支（图9-7）。

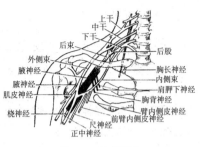

图 9-7　臂丛神经

【颈五至八和胸一，穿行斜角肌间隙】臂丛由第 5～8 颈神经前支和第一胸神经前支大部分组成。在颈根部穿过斜角肌间隙。

【锁骨中后入腋窝，腋脉包在三束里】臂丛在锁骨中段的后方向外下进入腋窝。臂丛交织成三个神经束（臂丛内侧束、臂丛外侧束和臂丛后束）。在腋窝内，三个神经束分别行走于腋动脉的内侧、外侧和后方，将该动脉的中段包围在中间。

【管理上肢锁骨下，腋中桡尺内侧皮】臂丛分支较多，根据发出的部位将其分为锁骨上支和锁骨下支两大类。锁骨下支发自臂丛的三个束，主要管理上肢的肌和皮。锁骨下支的分支主要有 7 支，即腋神经、正中神经、桡神经、尺神经、前臂内侧皮神经、臂内侧皮神经和肌皮神经。

249

215. 手部皮神经分布

正中尺，在掌面，三个半对一个半。

绕过指尖都不变，其他桡尺各一半。

注释：

手部主要有三条神经的皮神经分布。此歌诀概括了手部皮神经的分布范围（图9-8）。

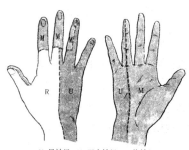

U-尺神经　M-正中神经　R-桡神经

图9-8　手部皮神经分布

【正中尺，在掌面，三个半对一个半】在手掌面，有正中神经和尺神经分布，其分布范围是：正中神经管理手掌桡侧的2/3面积和桡侧三个半手指。尺神经管理手掌尺侧的1/3面积和尺侧的一个半手指。

【绕过指尖都不变，其他桡尺各一半】以上正中神经和尺神经管理的面积范围，经指尖绕到手背面，一直到手指的近侧节与中间节交界处都没有改变。手部剩余的皮肤（手背面手指的近侧节与中间节交界处以上的皮肤），以手背部中线为界，桡神经和尺神经各一半平均管理，即桡神经管理手背及背侧手指的桡侧半，尺神经管理手背及背侧手指的尺侧半。

216. 前臂肌肉神经支配

全部伸肌肱桡肌，都由桡神经管理。

尺神经，范围小，一尺半深屈无力。

其他屈肌归正中，前臂肌肉各有依。

注释：

前臂肌主要由正中神经、尺神经和桡神经支配，此歌诀概括了以上三神经的管理范围。

【全部伸肌肱桡肌，都由桡神经管理】桡神经管理上肢所有的伸肌和前臂的肱桡肌。

【尺神经，范围小，一尺半深屈无力】尺神经管理的范围比较小，支配 1 块尺侧腕屈肌和指深屈肌尺侧半。

【其他屈肌归正中，前臂屈肌各有依】除尺神经管理的一块半屈肌以外，其他的前臂屈肌都由正中神经管理。

217. 部分脊神经损伤的临床表现

尺爪桡垂腕，正中手指点。

尺中连合损，掌平手似猿。

伤及胸神经，障碍分阶段。

腋损方形肩，股伤四头瘫。

胫损钩状足，腓总下内翻。

注释：

此歌诀概括了部分脊神经损伤后的临床表现（图9–9）。

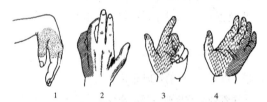

1. 桡神经损伤 2. 尺神经损伤 3. 正中神经损伤 4. 尺神经与正中神经联合损伤

图9–9 部分脊神经损伤的临床表现

【尺爪桡垂腕，正中手指点】尺神经损伤出现"爪"形手。桡神经损伤出现"垂腕"。正中神经损伤时，桡侧半手指不能屈曲，出现"指点"手形。

【尺中联合损，掌平手似猿】尺神经和正中神经同时出现损伤时，表现为鱼际肌萎缩，手掌变平呈"猿掌"。

【伤及胸神经，障碍分阶段】胸神经的分布呈明显的阶段性。当某部分胸神经损伤时，其相应的对应区出现功能障碍。

【腋损方形肩，股伤四头瘫】腋神经损伤，三角肌瘫痪，出现"方形肩"。股神经损伤出现股四头肌瘫痪。

【胫钩状足，腓总下内翻】胫神经损伤后主要表现为足不能跖屈，不能以足尖站立，内翻力减弱。由于小腿后群肌功能障碍，收缩无力，结果导致小腿前外侧群肌的过度牵拉，使足呈背屈和外翻位，出现"钩状足"畸形。腓总神经损伤后表现为足不能背屈，趾不能伸，足下垂且内翻，呈"马蹄内翻足"畸形。

218. 胸神经皮支节段性分布

二四六八十，角头剑弓脐。

注释：

此歌诀说明了几条重要胸神经的皮支管理平面（图9-10）。

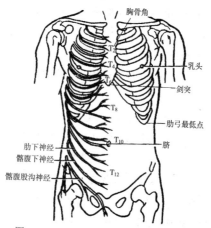

图 9-10　胸神经皮支节段性分布示意图

【二四六八十，角头剑弓脐】胸神经的皮支分布，具有明显的阶段性，非常有规律。第 1 ~ 2 胸神经分布到胸骨角平面以上。第 3 ~ 4 胸神经分布到经两侧乳头的平面以上。第 5 ~ 6 胸神经分布到剑突平面以上。第 7 ~ 8 胸神经分布到肋弓最低点平面以上。第 9 ~ 10 胸神经分布到脐平面以上（第 11 ~ 12 胸神经分布到腹股沟中点——脐与耻骨联合连线中点平面以上）。

254

219. 后十对脑神经连接脑干部位

前动眼，后滑车，三叉神经桥腹侧。

横沟里面出三对，由内向外展面蜗。

舌咽迷走副后沟，舌下神经前外侧。

注释：

此歌诀概括了后十对脑神经连接脑干的部位（图
9-11）。

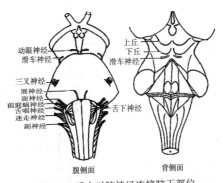

动眼神经
滑车神经

三叉神经
展神经
面神经
前庭蜗神经
舌咽神经
迷走神经
副神经

上丘
下丘
滑车神经

舌下神经

腹侧面

背侧面

图 9-11　后十对脑神经连接脑干部位

【前动眼，后滑车，三叉神经桥腹侧】动眼神经从中脑前面的脚间窝发出。滑车神经从中脑后面下丘下方发出。三叉神经连在脑桥腹侧面的外侧部。

【横沟里面出三对，由内向外展面蜗】在延髓脑桥沟内连接有三对脑神经，由中线向外依次为展神经、面神经和前庭蜗神经。

【舌咽迷走副后沟，舌下神经前外侧】在延髓的后外侧沟内由上至下依次连接有舌咽神经、迷走神经和副神经。舌下神经从延髓的前外侧沟发出。

220. 脑干内的一般躯体运动核和特殊内脏运动核

动滑展舌下，
三叉面疑副。

注释：

此歌诀说明了脑干内一般躯体运动核和特殊内脏运动核的名称（图9-12）。

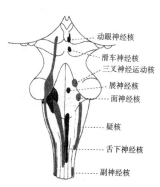

动眼神经核
滑车神经核
三叉神经运动核
展神经核
面神经核
疑核
舌下神经核
副神经核

图9-12　脑干内一般躯体运动核和特殊内脏运动核示意图

【动滑展舌下，三叉面疑副】脑干内一般躯体运动核，共4对，包括动眼神经核、滑车神经核、展神经核和舌下神经核。特殊内脏运动核，共4对，包括三叉神经运动核、面神经核、疑核和副神经核。

221. 疑核发出的纤维

上部纤维入舌咽，管理一块茎突咽。
大的中部入迷走，软腭环甲咽食管。
下部纤维副脑根，入副离副迷中伴，
最后经迷成喉返，环甲以外喉肌管。

注释：

此歌诀说明了脑干内特殊内脏运动核中的疑核发出的纤维成分，分为上、中、下三部分，分别参与构成舌咽神经、迷走神经和副神经，管理不同部位的组织结构。

【上部纤维入舌咽，管理一块茎突咽】疑核上部发出的纤维进入舌咽神经，仅支配茎突咽肌。

【大的中部入迷走，软腭环甲咽食管】疑核较大的中部发出的纤维进入迷走神经，支配软腭、喉的环甲肌以及咽的骨骼肌和食管上部的骨骼肌。

【下部纤维副脑根，入副离副迷中伴，最后经迷成喉返，环甲以外喉肌管】疑核下部发出的纤维构成副神经脑根，进入副神经，出颅后离开副神经而加入迷走神经，最后经迷走神经的喉返神经，支配除环甲肌以外的喉肌。

222. 脑干内的一般内脏运动核

上下迷动眼。

注释：

此歌诀说明了脑干内一般内脏运动核的名称（图9-13）。

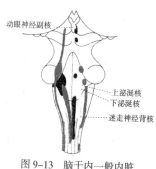

动眼神经副核

上泌涎核
下泌涎核

迷走神经背核

图 9-13　脑干内一般内脏运动核示意图

【上下迷动眼】脑干内一般内脏运动核，共4对，属副交感核，为副交感神经在脑干内的低级中枢（脊髓内的副交感低级中枢在骶2、3、4节段的外侧部）。包括上泌涎核、下泌涎核、迷走神经背核和动眼神经副核。

258

223. 脑干内的感觉核

躯感三叉前庭蜗，内感只有孤束核。

注释:

此歌诀说明了脑干内各感觉核的名称（图9-14）。

【躯感三叉前庭蜗，内感只有孤束核】脑干内躯体感觉核包括一般躯体感觉核和特殊躯体感觉核两部分。一般躯体感觉核1对，即三叉神经感觉核；特殊躯体感觉核2对，即前庭神经核和蜗神经核。内脏感觉核包括一般内脏

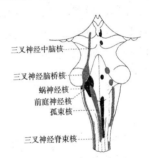

三叉神经中脑核

三叉神经脑桥核
蜗神经核
前庭神经核
孤束核

三叉神经脊束核

图9-14 脑干内的感觉核示意图

感觉核和特殊内脏感觉核两部分。两者都在孤束核中，其中一般内脏感觉核1对，在孤束核下部；特殊内脏感觉核1对，在孤束核上部。

224. 三叉神经运动核支配的骨骼肌

咀嚼鼓膜张腭帆，下颌舌骨二腹前。

注释：

此歌诀说明了三叉神经运动核支配的骨骼肌名称。

【咀嚼鼓膜张腭帆，下颌舌骨二腹前】三叉神经运动核支配的骨骼肌是由鳃弓衍化来的骨骼肌，即咀嚼肌、鼓膜张肌、腭帆张肌、下颌舌骨肌和二腹肌前腹（二腹肌后腹由面神经支配）。

225. 脑干网状结构

脑干中央纤维横，灰白交织界不清。
网状结构较古老，联系广泛多功能。
上行激动皮质醒，重要中枢系生命。

注释：

脑干除各种核团和白质外，在脑干中央区还有较分散的纤维交织成网，网眼内有散在的神经细胞，这个区域称网状结构。此歌诀主要描述网状结构在脑干的位置及功能。

【脑干中央纤维横，灰白交织界不清】在脑干的中央部位，有神经纤维与神经核交织的区域，界限不清晰，称为脑干的网状结构。

【网状结构较古老，联系广泛多功能】在进化上网状结构比较古老，与脊髓、脑、小脑和脑神经核有广泛的联系，并参与很多功能。

【上行激动皮质醒，重要中枢系生命】脑干网状结构对于保持大脑皮质处于清醒状态具有特殊重要作用，通常称此传导途径为"非特异性上行激动系统"。在脑干网状结构内存在有各种内脏活动的调节中枢，如心血管运动中枢、呼吸中枢等。因此，破坏了这些中枢，常能危及生命。

226. 小脑损伤

随意运动不瘫痪，共济失调同侧见，
意向震颤眼球颤，肌张力低醉酒汉。

注释：

此歌诀说明小脑损伤后出现的临床表现

【随意运动不瘫痪，共济失调同侧见】小脑的功能主要是调节下行运动通路的活动，在小脑损伤是不会引起随意运动丧失（瘫痪）；一侧小脑半球和小脑丘脑纤维在交叉前损伤时，运动障碍出现在同侧。

【意向震颤眼球颤，肌张力低醉酒汉】原小脑综合征：因前庭小脑损伤所致。病人表现为：①平衡失调，走路时两腿间距过宽，东摇西摆，如醉汉步态（蹒跚步态）；②眼球震颤，表现为眼球非自主地有节奏地摆动。新小脑综合征：因小脑半球损伤所出现的症状，多数病例旧小脑也同时被侵犯。病人患侧肢体出现：①肌张力低下；②共济失调，不能准确地用手指指鼻，不能做快速的交替动作；③意向性震颤，肢体运动时，产生不随意地有节奏地摆动，越接近目标时越加剧。

227. 内囊

丘脑尾状豆状间，投射纤维白质板。

前肢后肢膝分部，损伤表现见三偏。

注释：

内囊是大脑内重要的白质部分，此歌诀描述了内囊的位置、形态、分部和伤后表现（图9-15）。

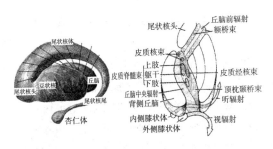

图 9-15　内囊

【丘脑尾状豆状间，投射纤维白质板】内囊位于丘脑、尾状核和豆状核之间，内由大量的投射纤维构成的白质板。

【前肢后肢膝分部，损伤表现见三偏】内囊的形态为横置的"V"形（＞＜），包括位于尾状核与豆状核之间的内囊前肢、在豆状核与背侧丘脑之间较长的内囊后肢和前、后肢相接部的内囊膝三部分。当内囊损伤广泛时会出现对侧偏身运动障碍，对侧偏身感觉丧失和对侧视野偏盲，即所谓的"三偏"综合征。

228. 内囊中穿行的结构

前肢额桥前辐射，内囊膝部皮质核。

顶枕颞桥在后肢，皮脊皮红三辐射。

注释：

内囊是位于丘脑、尾状核和豆状核之间的白质板。在水平切面上呈向外开放的"V"字形，分前肢、膝和后肢三部。此歌诀概述了内囊各部的投射纤维名称（图9-15）。

【前肢额桥前辐射，内囊膝部皮质核】内囊前肢的投射纤维主要有额桥束和由丘脑背内侧核投射到前额叶的丘脑前辐射。内囊膝部的投射纤维主要是皮质核束，该束纤维是从中央前回下1/3（躯体运动区头面部代表区）发纤维下行到脑干各躯体运动核。

【顶枕颞桥在后肢，皮脊皮红三辐射】内囊后肢的投射纤维包括经豆丘部下行的纤维皮质脊髓束（中央前回中上部和中央旁小叶前部发纤维至脊髓前角运动核的纤维束）、皮质红核束和顶桥束等。上行纤维包括丘脑中央辐射（由丘脑腹后核至中央后回，传递皮肤感觉和肌关节的感觉）和丘脑后辐射（由丘脑枕至枕叶、颞叶后部和顶下小叶）。经豆状核后部向后行的纤维名视辐射（由外侧膝状体至视皮质）及枕桥束（由枕叶至脑桥核）。经豆状核下部向外侧行的纤维有听辐射（出内侧膝状体至听皮质）

及颞桥束（由颞叶至脑桥核）。

229. 脑神经顺序

Ⅰ嗅Ⅱ视Ⅲ动眼，Ⅳ滑Ⅴ叉Ⅵ外展。

Ⅶ面Ⅷ蜗Ⅸ舌咽，Ⅹ迷走副舌下全。

注释：

脑神经共12对。脑神经的顺序通常用罗马数字表示。此歌诀概括说明了脑神经的顺序及名称。

【Ⅰ嗅Ⅱ视Ⅲ动眼，Ⅳ滑Ⅴ叉Ⅵ外展】Ⅰ嗅神经、Ⅱ视神经、Ⅲ动眼神经、Ⅳ滑车神经、Ⅴ三叉神经、Ⅵ展神经。

【Ⅶ面Ⅷ蜗Ⅸ舌咽，Ⅹ迷走副舌下全】Ⅶ面神经、Ⅷ前庭蜗神经（位听神经）Ⅸ舌咽神经、Ⅹ迷走神经、Ⅺ副神经、Ⅻ舌下神经。

230. 动眼神经损伤的临床表现

睑下垂，外下视，瞳孔散大对光失。

注释：

此歌诀概要说明了动眼神经损伤后的临床表现。

【睑下垂，外下视，瞳孔散大对光失】动眼神经支配上睑提肌和除上斜肌、外直肌以外的所有运动眼球的肌，因此当动眼神经损伤时，可出现眼睑下垂，同时眼球由于受到上斜肌和外直肌的作用，表现出向外下斜视（斜视的同时会出现复视。斜视是原因，复视是结果）。动眼神经中含有由动眼神经副核发出的副交感神经纤维，该纤维支配瞳孔括约肌。当动眼神经损伤，导致瞳孔括约肌不能收缩，瞳孔受瞳孔开大肌的牵拉表现出瞳孔散大，对光反射消失。

231. 三叉神经组成

额泪鼻睫神经眼，上颌眶下槽腭颧。

下颌向后发耳颞，下槽颊舌咀嚼完。

注释：

此歌诀概要说明了三叉神经三大支，即眼神经、上颌神经和下颌神经的组成。

【额泪鼻睫神经眼，上颌眶下槽腭颧】眼神经仅含躯体感觉纤维，自三叉神经节发出后，穿经海绵窦外侧壁，伴行于动眼神经、滑车神经的下方，经眶上裂入眶。眼神经的主要分支包括额神经、泪腺神经和鼻睫神经3支。上颌神经仅含躯体感觉纤维，自三叉神经节发出后前行，穿海绵窦外侧壁，经圆孔出颅，进入翼腭窝上部、经眶下裂入眶，延续为眶下神经。上颌神经的主要分支包括眶下神经、上牙槽神经、翼腭神经和颧神经4支。

【下颌向后发耳颞，下槽颊舌咀嚼完】下颌神经是三叉神经三大支中最粗大的一支，为混合性神经，含一般躯体感觉纤维和特殊内脏运动纤维。自卵圆孔出颅后，在翼外肌深面分为前、后两干。下颌神经的主要分支包括耳颞神经、下牙槽神经、颊神经、舌神经和咀嚼肌神经5支。

232. 头、颈部皮肤感觉神经分布

眼管鼻背上至巅，上颌管理两裂间。
下颌裂下耳前颞，耳部迷走面舌咽。
枕部皮肤找枕大，其余颈丛皮支管。

注释：

此歌诀概要说明了头、颈部皮肤感觉神经的分布（图9-16）。

【眼管鼻背上至巅，上颌管理两裂间】眼神经分布区域为鼻背部和睑裂以上至头顶部的皮肤。上颌神经分布区域

267

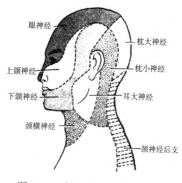

为睑裂与口裂之间除鼻背以外的皮肤。

【下颌裂下耳前颞，耳部迷走面舌咽】下颌神经分布区域为口裂以下、耳前和颞部的颜面部皮肤。迷走神经传导耳郭后方皮肤、外耳道皮肤（和硬脑膜）的感觉；面

图9-16 头、颈部皮肤感觉神经
分布示意图

神经传导耳部皮肤（和面肌本体觉）的感觉；舌咽神经传导耳后皮肤的感觉。

【枕部皮肤找枕大，其余颈丛皮支管】枕部的皮肤由颈部脊神经后支发出的枕大神经管理，其余部位的颈部皮肤由颈丛的皮支来管理。

233. 面神经

特内运，特内感，面肌运动布舌前。

耳皮面肌本体觉，一般躯体感觉传。

泪腺下颌舌下腺，一般内运上泌涎。

内耳门进茎乳出，管内管外分支穿。

注释：

此歌诀概要说明了面神经的组成、走行、分布和损伤后的临床表现。

【特内运，特内感，面肌运动布舌前】面神经为混合性神经，含有4种纤维成分：①特殊内脏运动纤维；②一般内脏运动纤维；③特殊内脏感觉纤维；④一般躯体感觉纤维。特殊内脏运动纤维起于脑桥的面神经核，主要支配面肌的运动。特殊内脏感觉纤维，即味觉纤维，其神经元胞体位于面神经管内的膝神经节，周围突分布于舌前2/3黏膜的味蕾。

【耳皮面肌本体觉，一般躯体感觉传】一般躯体感觉纤维传导耳部皮肤的躯体感觉和面部肌的本体觉。

【泪腺下颌舌下腺，一般内运上泌涎】面神经的一般内脏运动纤维起于脑桥的上泌涎核，属副交感神经节前纤维，在翼腭神经节、下颌下神经节换神经元后的节后纤维分布于泪腺、下颌下腺和舌下腺（及鼻、腭的黏膜腺），控制其分泌。

【内耳门进茎乳出，管内管外分支穿】面神经由较大的运动根（特殊内脏运动纤维）和较小的混合根（一般内脏运动和特殊内脏感觉纤维）组成。两根在延髓脑桥沟外侧部出脑，进入内耳门后合成一干，穿内耳道底进入与鼓室相邻的面神经管，先水平行，再垂直向下行由茎乳孔出颅，向前穿过腮腺到达面部。面神经的分支有管内、管外之分。面神经管内分支有鼓索、岩大神经和镫骨肌神经3支；面神经管外分支有颞支、颧支、颊支、下颌缘支和颈支5支。

234. 面神经损伤的临床表现

额纹消，沟变浅，嘴㖞漏风口流涎。
角膜反射也消失，轮匝肌瘫闭眼难。
管内损伤症状多，无味泌障都出现。

注释：

此歌诀概要说明了面神经损伤的临床表现。

【额纹消，沟变浅，嘴㖞漏风口流涎】面神经损伤部位不同，损伤表现也不同。面神经管外损伤主要表现为损伤侧表情肌瘫痪，如伤侧额纹消失，鼻唇沟变浅，口角偏

270

向健侧、不能鼓腮、说话时唾液从口角流出。

【角膜反射也消失，轮匝肌瘫闭眼难】眼轮匝肌瘫痪使闭眼困难，角膜反射消失。

【管内损伤症状多，无味泌障都出现】面神经管内损伤并伤及面神经管段分支，除出现上述管外损伤表现以外，还出现听觉过敏、舌前2/3味觉障碍、泪腺和唾液腺的分泌障碍。

235. 舌咽神经

四个内脏一躯感，疑孤叉脊下泌涎。
舌咽鼓室静脉窦，舌后咽壁和腮腺。

注释：

此歌诀概要说明了舌咽神经纤维组成、分支和分布范围。

【四个内脏一躯感，疑孤叉脊下泌涎】舌咽神经为混合性神经。含有5种纤维成分：①特殊内脏运动纤维，起自疑核，支配茎突咽肌；②一般内脏运动纤维，属副交感神经节前纤维，起自下泌涎核，在耳神经节内交换神经元后，节后纤维支配腮腺分泌；③一般内脏感觉纤维，其神经元的胞体位于颈静脉孔处的下神经节，周围突分布于咽、舌后 1/3、咽鼓管和鼓室的黏膜，以及颈动脉窦和颈动脉小球。中枢突终于孤束核下部，传导一般内脏感觉；④特殊内脏感觉纤维，其神经元的胞体位于颈静脉孔处的下神经节，周围突分布于舌后 1/3 的味蕾，中枢突止于孤束核上部，传导味觉；⑤一般躯体感觉纤维，其神经元的胞体位于上神经节，周围突分布于耳后皮肤，中枢突入脑后止于三叉神经脊束核。综上所述，舌咽神经纤维成分涉及的脑神经核有疑核、孤束核（上、下部）、三叉神经脊束核和下泌涎核。

【舌咽鼓室静脉窦，舌后咽壁和腮腺】舌咽神经的主要分支有舌支、咽支、鼓室神经和静脉窦支。其主要分布范围有舌后黏膜、咽壁（包括咽鼓管、鼓室壁）黏膜和腮腺（还有颈动脉窦和颈动脉小球）。

236. 迷走神经损伤的临床表现

迷走神经伤主干，临床表现全占验。
心悸脉速呼吸慢，音哑失语吞咽难。
咽失感，喉肌瘫，恶心呕吐腭垂偏。

注释：

此歌诀概要说明了迷走神经损伤的临床表现。

【迷走神经伤主干，临床表现全占验；心悸脉速呼吸慢，音哑失语吞咽难；咽失感，喉肌瘫，恶心呕吐腭垂偏】迷走神经为混合性脑神经，是行程最长、分布范围最广的脑神经。含有4种纤维成分：①一般内脏运动纤维（迷走神经背核）；②特殊内脏运动纤维（疑核）；③一般内脏感觉纤维（孤束核下部）；④一般躯体感觉纤维（三叉神经脊束核）。当迷走神经主干出现损伤时，各种纤维成分所支配部位会出现相应的临床表现。一般内脏运动纤维分布区症状有心动过速、恶心、呕吐等颈、胸、腹内脏平滑肌、心肌，腺体等内脏活动障碍；特殊内脏运动纤维分布区症状发声困难、声音嘶哑、呛咳、吞咽障碍等；一般内脏感觉纤维分布区域症状是颈、胸、腹腔脏器，咽喉黏膜的感觉障碍；一般躯体感觉纤维分布区症状为硬脑膜、耳郭及外耳道皮肤等感觉障碍。

237. 内脏运动神经与躯体运动神经的区别

分布形式效应器，数目纤维看粗细。

注释：

此歌诀概要说明了内脏运动神经与躯体运动神经的主要区别。

【分布形式效应器，数目纤维看粗细】①从节后纤维分布形式上区别：躯体运动神经以神经干的形式直接分布的所支配的区域；内脏运动神经的节后纤维常先攀附内脏或血管形成神经丛，由丛再发出分支到达相应支配区域。②从两者支配的效应器上区别：躯体运动神经支配的效应器为骨骼肌，产生随意运动效果；内脏运动神经支配的效应器为平滑肌、心肌和腺体，产生不随意运动效果。③从神经元数目上区别：躯体运动神经自低级中枢至骨骼肌（效应器）只有一个神经元；内脏运动神经自低级中枢发出后在周围部的内脏神经节（植物神经节）交换神经元，由节内神经元再发出纤维到达效应器。因此，内脏运动神经从低级中枢到达所支配的器官须经过两个神经元（肾上腺髓质除外，只需一个神经元）。④从纤维成分上区别：躯体运动神经只有一种纤维成分，而内脏运动神经则有交感和副交感两种纤维成分，多数内脏器官同时接受交感和副交感神经的双重支配。⑤从纤维的粗细上区别：躯体运动神经纤维一般是比较粗的有髓纤维，而内脏运动神经纤维则是薄髓（节前纤维）和无髓（节后纤维）的细纤维。

238. 交感神经与副交感神经的区别

低级中枢，外节分居。

节内换元，不同比例。

分布范围，有同有异。

同一脏器，对立统一。

注释：

交感神经和副交感神经都是内脏运动神经。此歌诀概要说明了交感神经与副交感神经的主要区别。

【低级中枢，外节分居】①交感神经和副交感神经低级中枢的部位不同：交感神经低级中枢位于脊髓胸腰部灰质的中间带外侧核，副交感神经的低级中枢则位于脑干一般内脏运动核和脊髓骶部的骶副交感核。②交感神经和副交感神经周围部神经节的位置不同：交感神经节位于脊柱两旁的椎旁神经节和脊柱前方的椎前神经节，副交感神经节位于所支配器官的器官旁节和器官内节。因此副交感神经节前纤维比交感神经长，节后纤维则较短。

【节内换元，不同比例】交感神经和副交感神经节前神经元与节后神经元的比例不同：一个交感节前神经元的轴突可与许多节后神经元形成突触，而一个副交感节前神经元的轴突则与较少的节后神经元形成突触。所以交感神经的作用范围更广泛，而副交感神经的作用较局限。

【分布范围，有同有异】交感神经和副交感神经分布范围不同：交感神经在周围的分布范围较广，除至头颈部、胸、腹腔脏器外，还遍及全身的血管、腺体、竖毛肌等。副交感神经的分布不如交感神经广泛，一般认为大部分的血管、汗腺、竖毛肌、肾上腺髓质均无副交感神经支配。

【同一脏器，对立统一】交感神经和副交感神经对同一脏器的作用既是互相拮抗又是互相统一的。交感神经兴奋增强时，副交感神经兴奋减弱。副交感神经兴奋加强时，交感神经相汇抑制。

239. 交感神经兴奋时的人体表现

交感兴奋汗液多，散瞳立毛黏稠唾。
心跳快，心室缩，冠状动脉支管扩。
血压升，血管缩，胃肠蠕动腺泌弱。

虚宫张，满宫缩，生殖平滑助精射。

尿道内口肛门口，括约收缩把门锁。

注释：

此歌诀概要说明了交感神经兴奋时人体的表现。

【交感兴奋汗液多，散瞳立毛黏稠唾】交感神经兴奋时，汗液分泌、瞳孔散大、竖毛肌收缩使汗毛竖立、唾液黏稠。

【心跳快，心室缩，冠状动脉支管扩】心跳加快，心室收缩力加强，冠状动脉和支气管扩张。

【血压升，血管缩，胃肠蠕动腺泌弱】血压升高，周围血管收缩，减少胃肠蠕动，降低张力，减少消化腺分泌。

【虚宫张，满宫缩，生殖平滑助精射】交感神经兴奋，子宫血管收缩，妊娠子宫收缩，非妊娠子宫舒张。盆部生殖平滑肌收缩配合射精。

【尿道内口肛门口，括约收缩把门锁】交感神经兴奋，膀胱三角的肌收缩，关闭尿道口，肛门内括约肌（连同肛门外括约肌）收缩，关闭肛门口。

240. 交感神经节前纤维去向

侧角胸一至腰三，三种去向记心间。
一至相应椎旁节，二行上下终远端。
三是穿过椎旁节，到达椎前才换元。

注释：

本歌诀概括了交感神经节前纤维的3种去向。

【侧角胸一至腰三，三种去向记心间】交感神经低级中枢位于胸1～腰3节段脊髓灰质侧角，其发出的纤维称为节前纤维。节前纤维共有三种去向。

【一至相应椎旁节，二行上下终远端】第一种去向是终止在相应的椎旁节。第二种去向是在交感干内上升或下降，然后终止于上方或下方距离稍远的交感干神经节。

【三是穿过椎旁节，到达椎前才换元】第三种去向是穿过椎旁节后，终止在椎前神经节交换节后神经元。

241. 舌的神经分布

舌面神经布舌前，舌下舌肌后舌咽。

注释：

本歌诀概括了舌的神经分布。

【舌面神经布舌前，舌下舌肌后舌咽】在舌上，共有4种脑神经成分分布：①三叉神经里的下颌神经的分支舌神经管理舌前2/3的一般躯体感觉（痛觉、温度觉和触觉）；②面神经的特殊内脏感觉成分管理舌前2/3的特殊内脏感觉（味觉）；③舌下神经管理舌肌（舌内肌和舌外肌）；④舌后的特殊内脏感觉（味觉）和一般感觉由舌咽神经管理。

242. 视器的神经分布

视神经，动滑展，眼面神经与交感。

注释：

本歌诀概括了视器的神经分布。

【视神经，动滑展，眼面神经与交感】在视器上共有来自脑神经的6种和来自脊髓T1节段的交感神经共7种神经成分分布：①视神经，连接眼球与间脑，传导视觉冲动；②动眼神经，其来自动眼神经核的一般躯体运动成分管理5块眼球外肌，即上睑提肌、上直肌、内直肌、下直肌和下斜肌，其来自动眼神经副核的一般内脏运动成分管理瞳孔括约肌和睫状肌；③滑车神经，管理上斜肌；④展神经，管理外直肌；⑤眼神经，是三叉神经的分支，管理视器的大部分一般躯体感觉；⑥面神经，其来自上泌涎核的一般内脏运动成分，管理泪腺分泌；⑦交感神经，来自脊髓 T1 节段的交感神经成分管理瞳孔开大肌。

243. 血－脑屏障

血脑之间有屏障，主要结构为三项。
内皮基膜胶质膜，环境稳态有保障。

注释：

在中枢神经系统内，毛细血管的血液与脑组织之间，具有一层有选择性通透作用的结构，此结构称血－脑屏障，歌诀主要说明的是血脑屏障的构成和意义（图 9-17）。

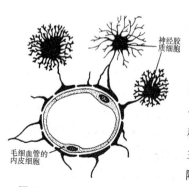

神经胶质细胞

毛细血管的内皮细胞

图 9-17　血－脑屏障结构示意图

【血脑之间有屏障，主要结构为三项】血液与脑组织之间有血－脑屏障，屏障的构成主要有三层结构。

【内皮基膜胶质膜，环境稳态有保障】三层结构是毛细血管内皮、毛细血管的基膜及神经胶质细胞突起形成的胶质膜，血－脑屏障具有阻止有害物质进入脑组织、维持脑细胞内环境的相对稳定的作用。

244. 脑脊液产生与循环

脑室脉络丛产生，液体无色又透明。
侧室间孔入三室，中脑水管四室通。
后正中孔外侧孔，流入网膜下腔中。
蛛网膜粒渗矢窦，循环代谢入血中。
若在途中有阻塞，可致积水颅压升。

注释：

脑脊液主要由各脑室脉络丛产生，充满于脑和脊髓周围的蛛网膜下隙中，有保护脑和脊髓免受外力振荡的作用，并维持颅内压。此外，脑脊液还供给脑和脊髓的营养物质和运走其代谢产物。此歌诀阐述了脑脊液的产生及循环过程（图9-18）。

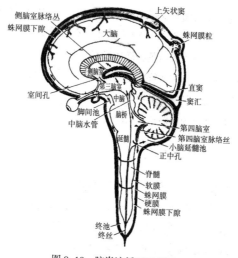

图 9-18 脑脊液循环示意图

【脑室脉络丛产生，液体无色又透明】脑脊液是无色透明的液体，由各脑室脉络丛产生。

【侧室间孔到三室，中脑水管四室通】侧脑室脉络丛产生脑脊液，经室间孔到第三脑室（脉络丛产生），再由中脑水管与第四脑室（脉络丛产生）相通。

【后正中孔外侧孔，流入网膜下腔中】第四脑室脑脊液通过正中孔和两外侧孔进入蛛网膜下腔。

【蛛网膜粒渗矢窦，循环代谢入血中】蛛网膜下腔的脑脊液，通过蛛网膜粒渗入上矢状窦进入血液。

【若在途中有阻塞，可致积水颅压升】脑脊液循环保持动态平衡，如果脑脊液循环受阻，可引起脑积水、颅内压升高。